CONTENTS
Art of Nursing

PART[1]
実り多い患者への生活指導のために
信頼と計画──患者指導の基本です ……………6
患者さんといっしょに取り組んでいきたい ………8
"マニュアルどおり"の指導は、
ストレスになることも …………………………10

PART[2]
アセスメントからスタート！
患者さんとの面接──これだけは確かめたい ……14
家族との面接も大切なアプローチ ………………18
記録やカンファレンスも、貴重な情報源 …………22

CHECKING & STUDYING
知っておきたい面接の基本とコツ ………………24

PART[3]
計画は患者さんひとりひとりに
合わせて
まず、目標を明確に！ ……………………………28
指導内容・方法・用具、評価の方法も計画 ………30

CHECKING & STUDYING
指導方法は、いくつか組み合わせると効果的 ……32
指導用具は、特徴をよく知って …………………44

PART[4]
指導をスムーズに実施するために
ナース自身がよく理解して、温かい雰囲気で ……56
時間が足りないと嘆く前に ………………………58
柔軟な対応が、指導のコツ ………………………60

CHECKING & STUDYING
患者さんがわかってくれないと嘆く前に──
説明時はここに注意！ ……………………………62

PART[5]
適切な評価は指導効果をあげるカギ
評価は指導期間中、継続して行います ……………66

CHECKING & STUDYING
指導内容と患者さんに合った評価法を選びます …68
こんな評価に注意！ ………………………………78

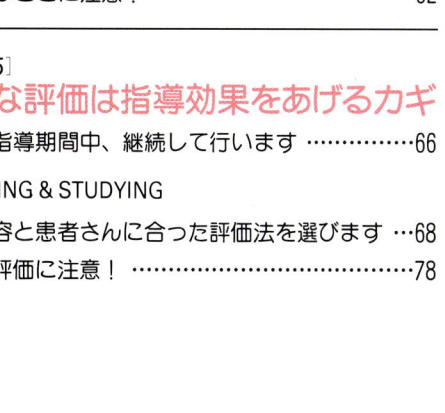

Art of Nursing
PART [1]

実り多い患者への生活指導のために

まず、信頼関係を築くことから、患者指導はスタート！

豊富な知識や巧みな説明で接しても、信頼感・親近感がなければ、患者さんは耳を傾けてはくれないもの——。

ナースが患者さんの気持ちを受け入れて、何でも話し合える関係がある時、患者への生活指導は実り多いものになります。

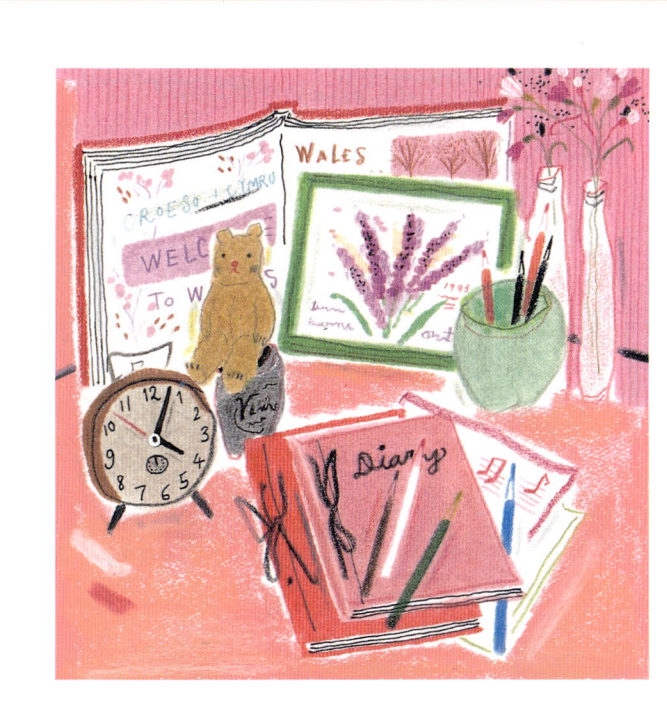

信頼と計画——
患者指導の基本です

信頼関係は、指導のスタート地点!

「あの看護師さんには、遠慮なく相談できる」
「あの人の言うことなら、聞いてみよう」
ナースと患者さんとの間に、こんな信頼関係があると、指導のスタートはスムーズ。
ナースへの信頼が、患者さんの意欲を高めてくれます。
反対に、コミュニケーション不足であったり、不信があると、指導効果はあがりません。ナースが何とかしようと力んでも、空回り……。
"信頼"は、患者指導の出発点！

実り多い指導には、計画的なかかわりが大切

指導というと、とかく、退院間際のひと言の注意で終わっていたり、その場限りの説明で事足りると考えている場合があります。
でも、本当に患者さんのニードを満たす指導を行うには、計画的なかかわりが必要です。
アセスメント→計画の立案→実施→評価という一連の流れの中で、生活指導を意識的に行っていくと、場当たり的な指導からは得られなかった、実り多い成果が見えてきます。
日ごろの指導場面をもう1度、見直してみませんか？

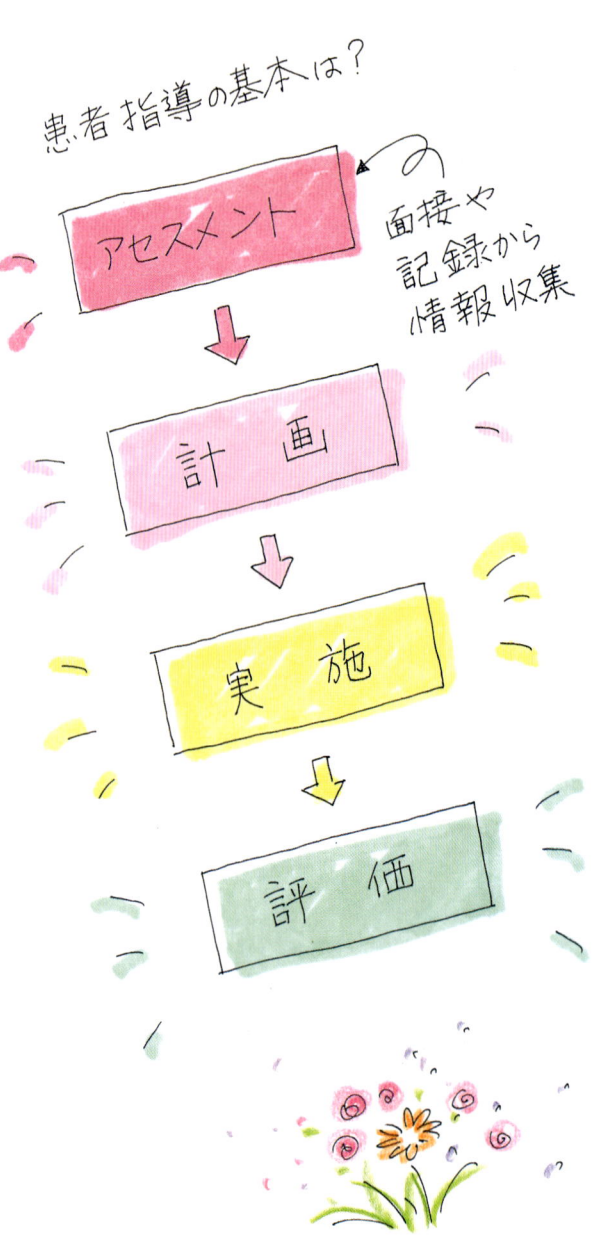

心と体のケアを行うナース──患者指導の適任者です

ナースは、患者指導の成果を上げるためのキーパーソン。生活上の注意を主治医が話し、栄養指導を栄養士に依頼しても、指導が実際に生かされるには、ナースの働きかけが不可欠です。
日々のケアを通して、患者さんと触れ合う機会の多いナースは、患者指導の適任者。信頼感・親近感をベースに、患者さんの状況にもっとも合わせた指導ができます。
また、情報を主治医やほかのコメディカルスタッフに伝え、チームをコーディネートする役目も出てきます。
患者さんがよい指導を受けられるよう、ナースの役割を生かします。

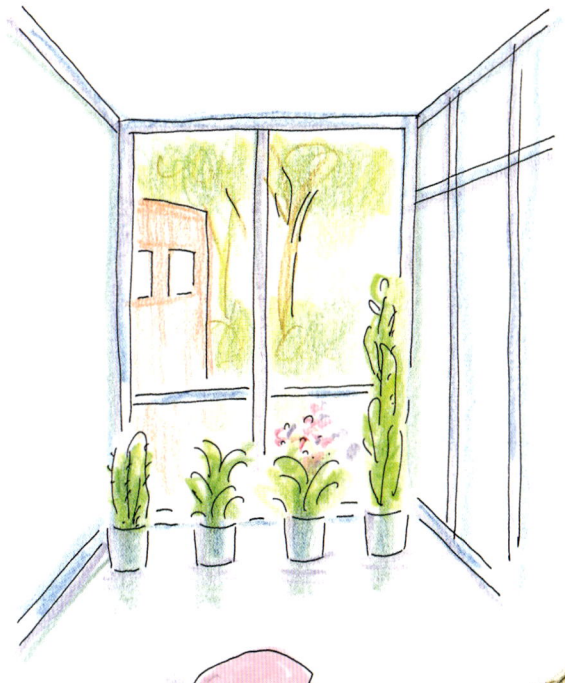
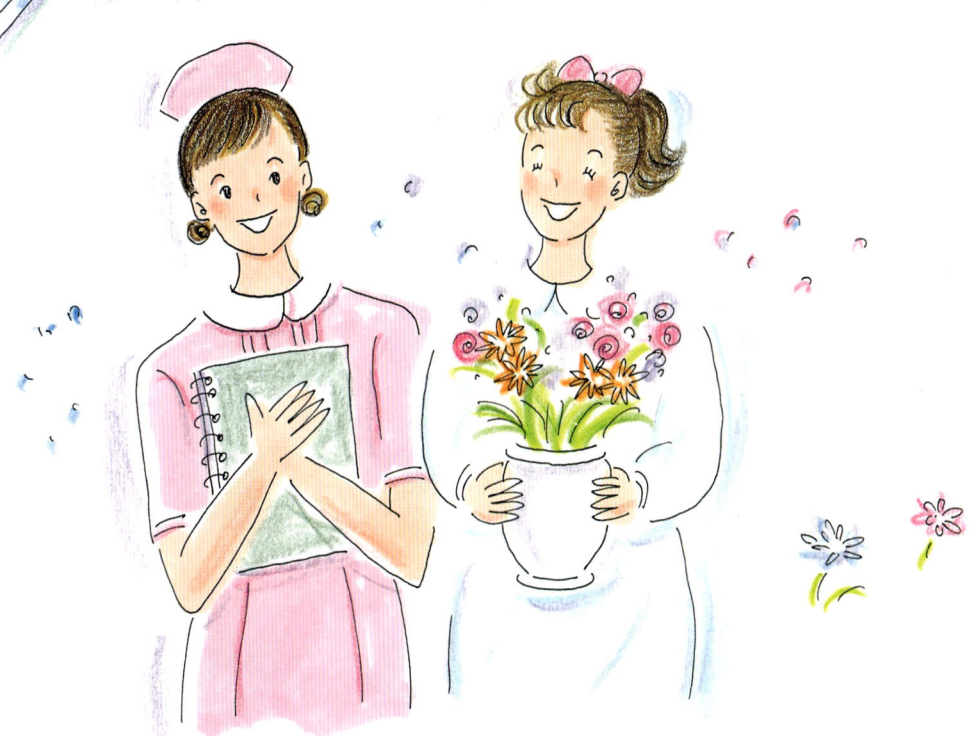

患者さんといっしょに取り組んでいきたい

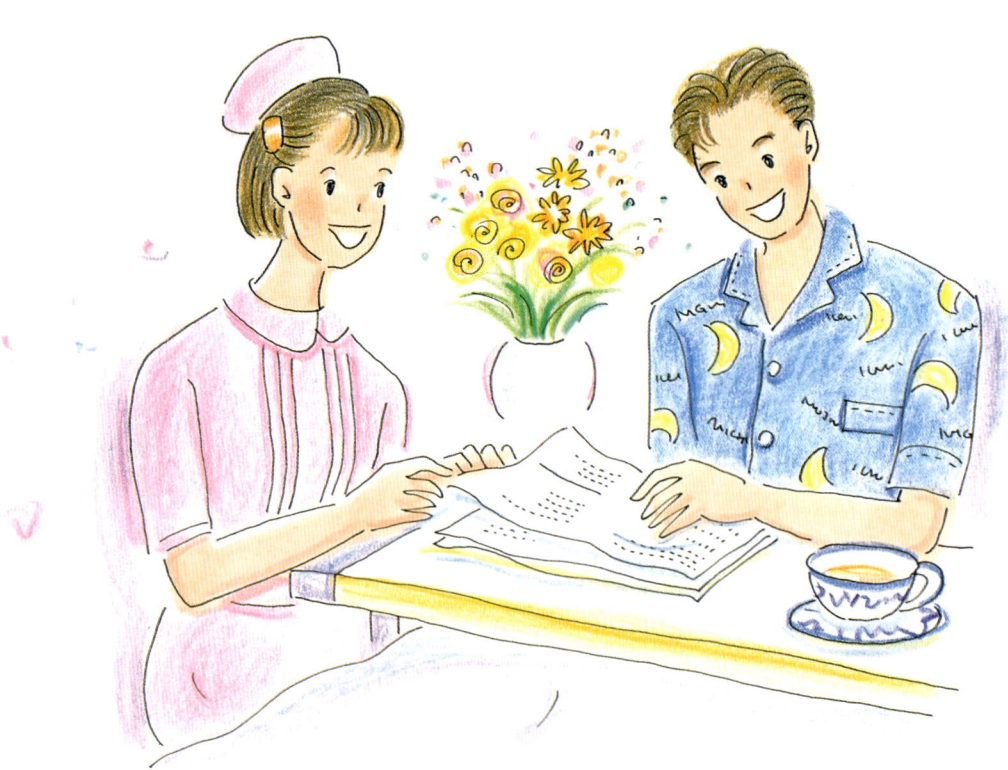

ともに考え、乗り越えていく姿勢が基本です

ナースは、つい、"こうあってほしい""こうあるべき"と、患者さんに一方的に期待してしまうことがあります。

でも、学習の主体はあくまで患者さん。

「この患者さんのためには、どうすることがいちばんいいんだろう？」

とナースの知識と熱意を総動員。患者さんといっしょに考え、乗り越えていく姿勢が基本です。

患者さんが求めるのは、豊富な知識？

豊富な知識を持ち、患者さんのどんな質問にもたちどころに答えるTナース。かたや、あらゆる知識があるとはいえないものの、患者さんとともに熱心に学んでいるNナース。

患者さんの信頼を得るのは、実はNナースのほうではないでしょうか？

患者さんが見ているのは、知識の量より、患者に向かうナースの姿勢。"何でも答えられなければ"と身構えるより、誠実に患者さんに向かう気持ちを大切にしたいもの。足りない知識は少しずつ勉強していくことで、補っていきます。

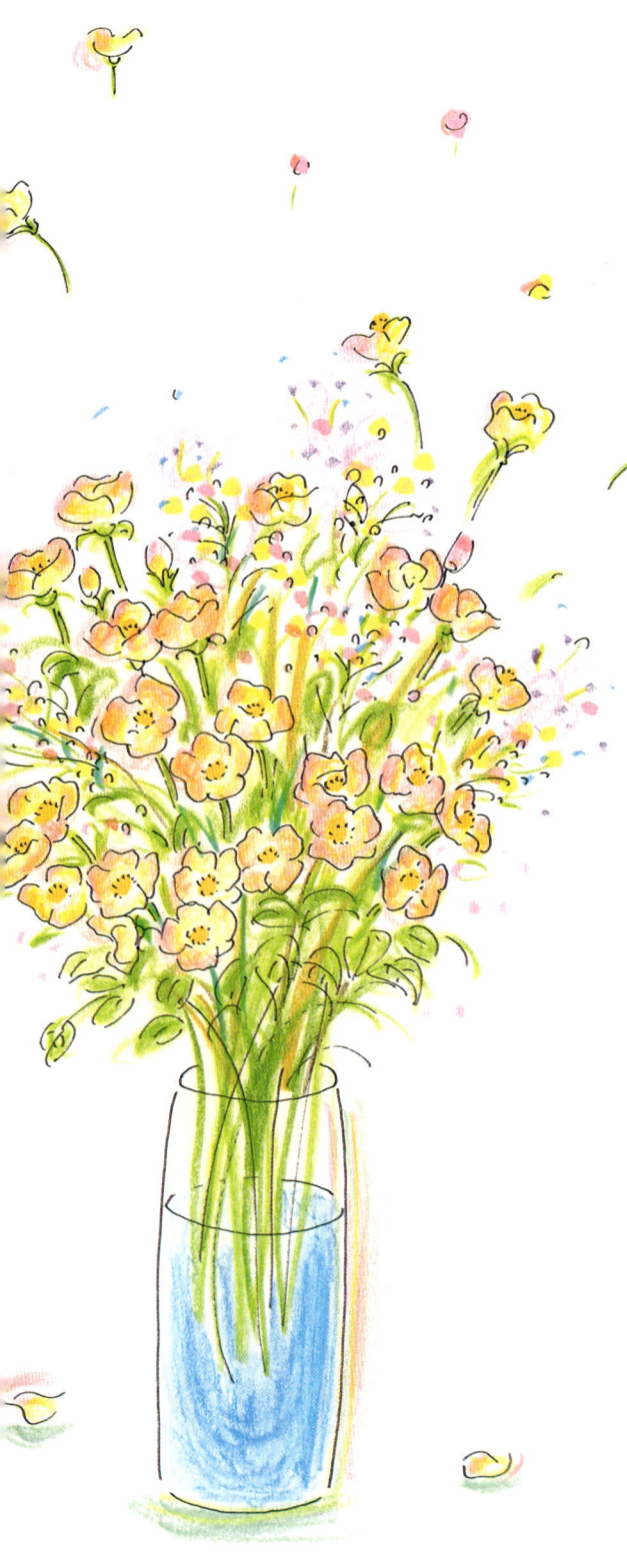

何でも話してくれる関係を作るには

患者さんがナースを信頼し、何でもきいてくれ、話してくれる——これは、指導場面に限らず、看護の理想像ですね。

こうした関係を作るには、まず、患者さんの気持ちや性格、病気への姿勢をそのまま受け入れることが大切。

「なんて、自覚の薄い患者さんかしら！」
「どうして、こう意志が弱いんだろう！」

など、相手を否定する気持ちがあると、患者さんは心を閉ざしてしまいます。

ナースが自分を受け入れていると感じると、患者さんは正直な気持ちを話すことができます。

患者さんの価値観は批評しないことが原則

「そんなこと、迷信ですよ」

方位・方角を必要以上に気にする患者の田中さんは、Ａナースの言葉に気を悪くし、プイと横を向いてしまいました。

どんなに親しくなった患者さんでも、相手の価値観は批評しないことが、看護の原則。安易な批評は相手のプライドを傷つけ、信頼をこわしてしまうことがあります。

やらされている意識を追放！

糖尿病の鈴木さんは、ナースから言われ、食品交換表を使った献立作りに取り組んでいます。

「なぜ、こんなめんどうなことが必要なんだ」

とばかりの表情で、時折、ため息。食品交換表の必要性が納得できていません。

〝やらされている〟意識があると、指導効果は上がらないもの。まず、鈴木さん自身どうなりたいのかを根気よく聞き、そのためにはどうすることが必要なのか、いっしょに考え、実行可能なことからスタート！

"マニュアルどおり"の指導は、ストレスになることも

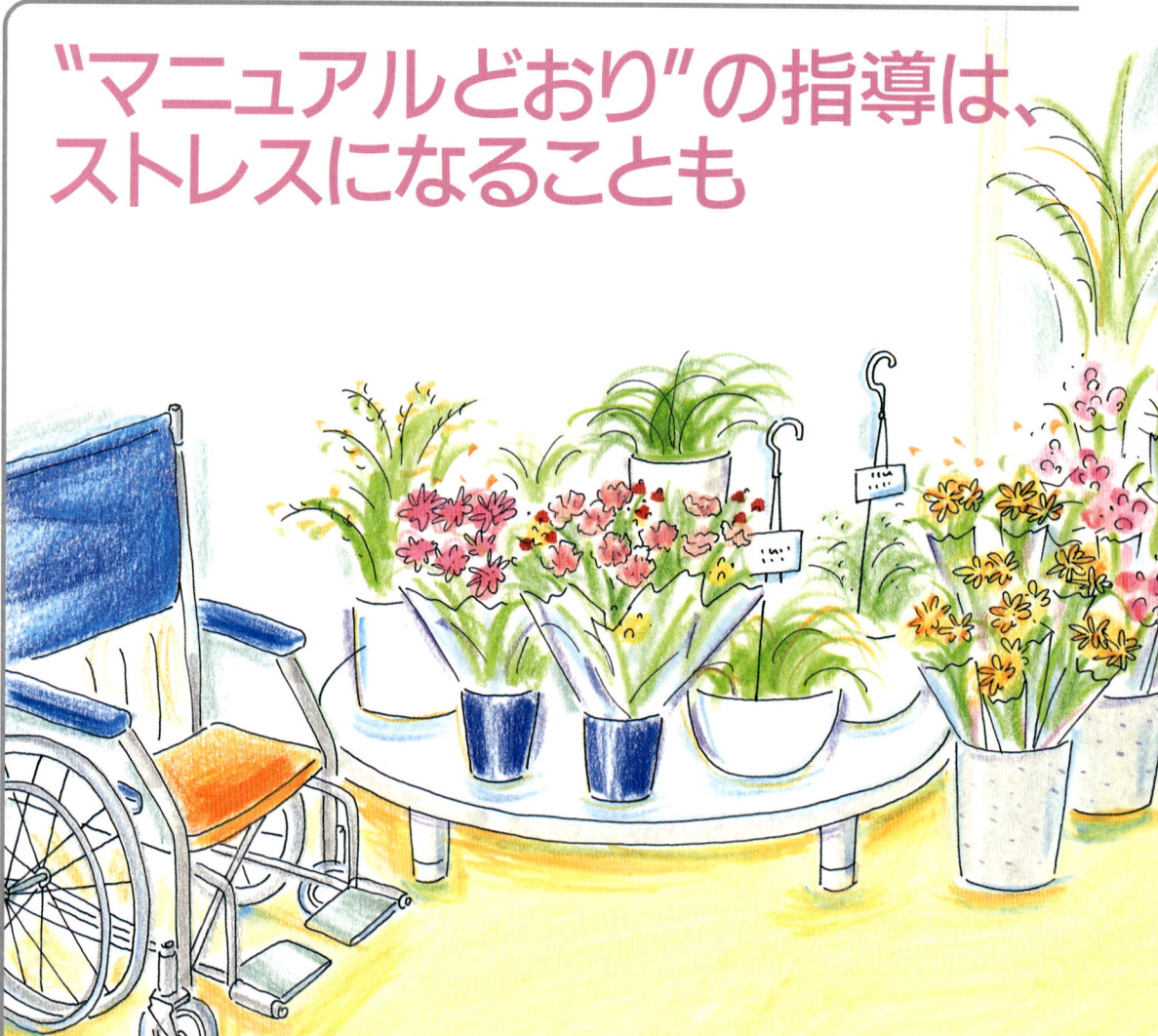

今日から、生き方を180度、転換！？

人は病気になったからといって、それまでの生き方・考え方を、急に180度、転換することはできません。

「吉田さんは高血圧なんですから、塩分の強いものを食べないでください」

と言ってみたところで、若いころから塩辛いものが大好物の吉田さんには、無理な注文かもしれません。

"高血圧の食事療法はこれ"と、ただマニュアルどおりに進めず、それまでの生き方や生活を尊重した中で、手だてを考えます。

だれもに完璧を求めるより、その人に合った目標を

服薬指導を受けている患者の高橋さん。高齢で物忘れがあり、多種類の薬を正しく、毎日飲むことがなかなかできません。四苦八苦した末、家族の協力を得て、やっと飲み忘れがなくなりました。

患者さんの中には、ほかの人の半分をマスターするだけでせいいっぱい、という人もいます。理想のゴールを設定して、ままならない現実に落ち込むより、その人に合った目標を立てます。

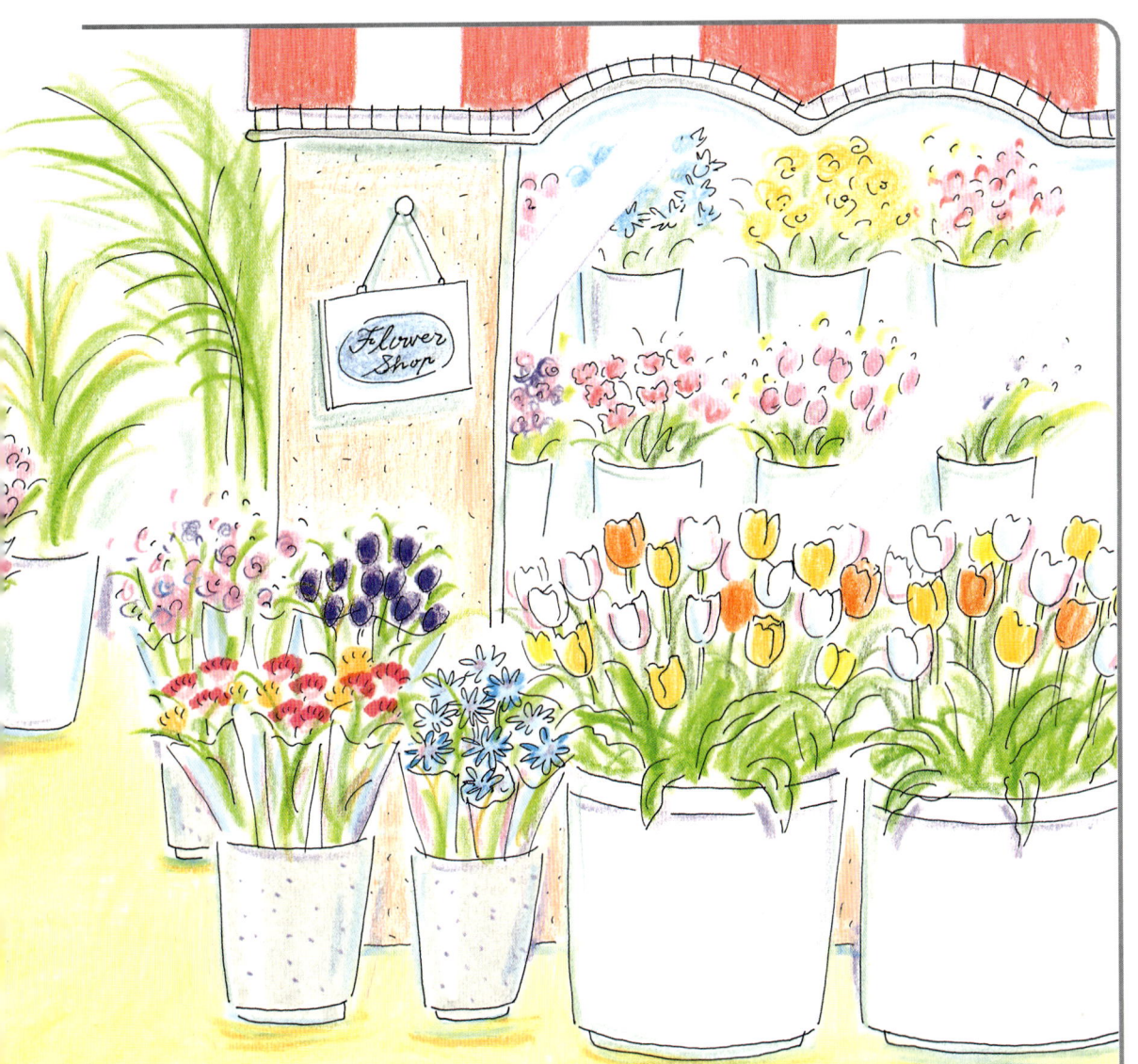

指導を受け入れない患者さんは頑固？ わがまま？

患者さんが指導を受け入れない時、ナースは、"頑固な人""わがままな患者"というレッテルをはってしまうことがあります。

患者さんには、どんな場合にも、それなりの背景や理由があります。入院のショックから余裕をなくしていたり、反対に、のんきな性格で病気を深刻に考えていなかったり。

ナースの心に、"患者はこうあるべき"というこだわりがあると、"いい患者・悪い患者"と決めつけ、援助ができない結果に……。

価値観・性格・社会的地位——患者さんは千差万別

「高木さん。これ、読んでみない？」

Kナースがすすめているのは、イラスト入りのかわいい手作りパンフレット——。

日ごろ、会社の重役として、人を指導する立場にある患者の高木さんは、ナースのなれなれしい態度に内心、不快。パンフレットには、"幼稚すぎる"という印象を持っています……。

病衣を着れば、皆同じに見えても、価値観・性格・社会的地位など、患者さんは千差万別。ひとりひとりの意思や価値観を尊重し、状態や背景に合わせ、指導を進めたいものです。

Art of Nursing
PART [2]

アセスメントからスタート!

"患者さんが、いちばん知りたがっていることは?"
"家族が心配していることは?"
患者さんと家族の気持ちや状態を、十分にアセスメントして進めると、患者指導はスムーズ。それぞれの患者さんや家族に、もっとも合った形でアプローチすることができます。
思わぬ障害にぶつかっても、もう1度、アセスメントしなおして、再スタート!
指導を効果的なものにするために、アセスメントは欠かせません。

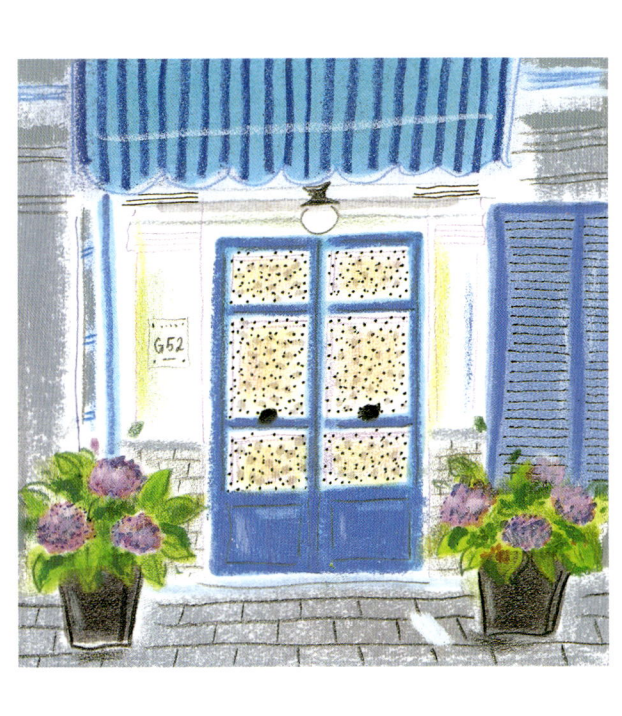

患者さんとの面接——
これだけは確かめたい

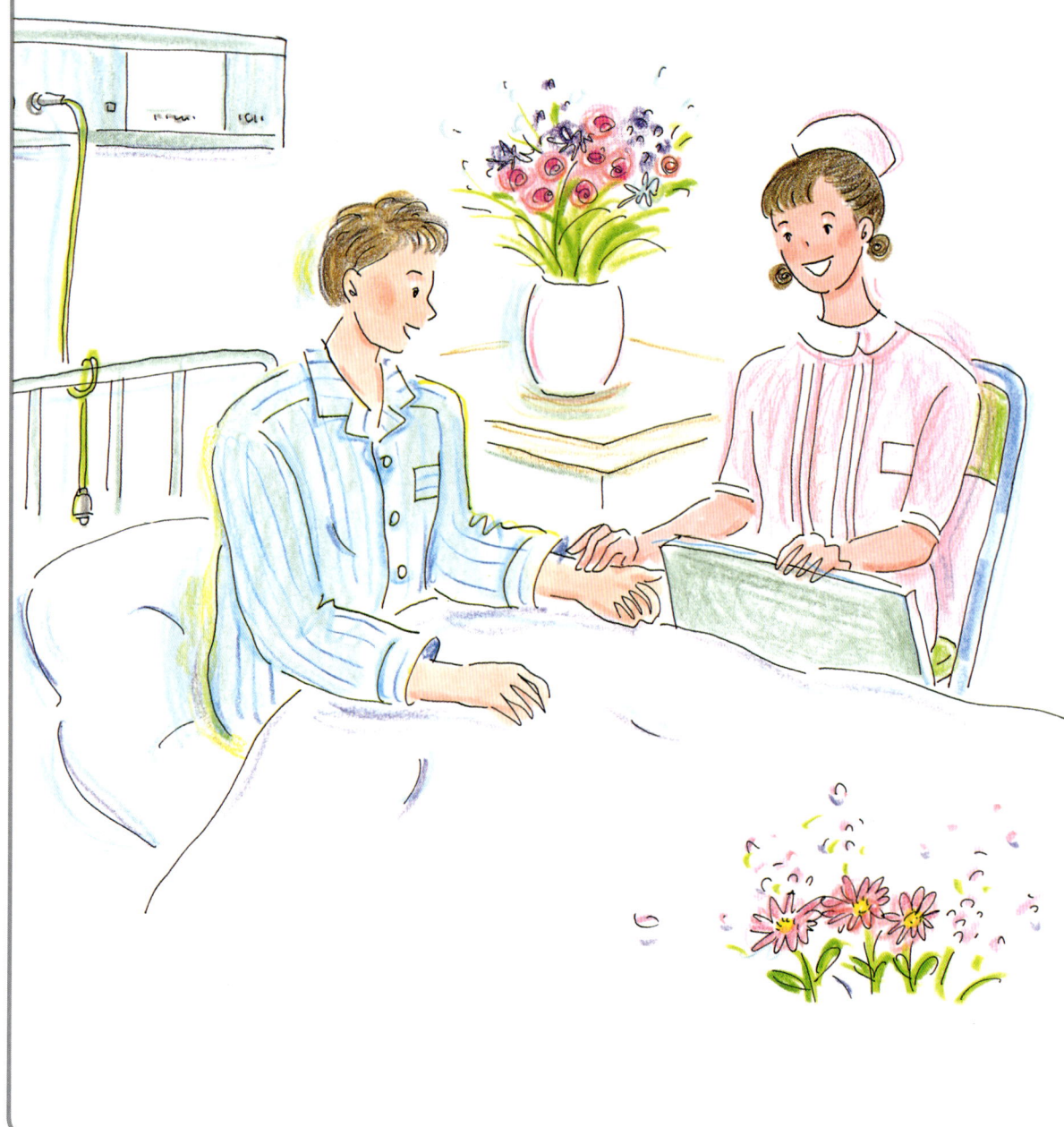

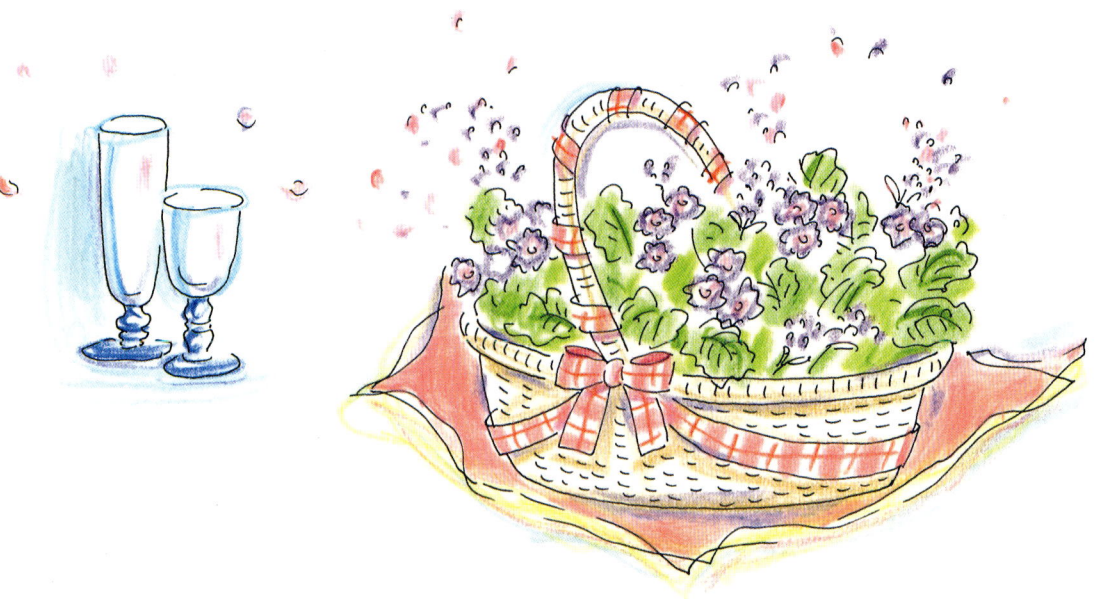

患者さんは
病気を否認している?
受け入れている?

手術後、ストーマの管理をマスターする必要のある中川さん。ナースが面接時、
「ご自分のストーマは、ご覧になりましたか?」
とたずねると、
「情けなくて、見る気もしません。どうせ、世話は女房にさせますから」
と、まったく自己管理の意欲がありません。
病気や障害を受け入れられない人は、それに対する指導も受け入れが困難。病気や障害への適応の段階が進むと、やがて、受け入れられるようになります。
患者さんとの面接では、病気を受容しているかどうか、確かめることが必要。否認している場合は無理に話をせず、その時点でできる会話をします。

心配・不安など、
強く気になるものがある?

"手術は、本当に成功するんだろうか?"
"入院期間はどれくらいかな? 蓄えも少ないし、困ったな……"
患者さんに、指導以外に強く気になるものがあると、せっかくの指導も空回り。
面接時には、
「今、何かご心配なことや、お困りなことはありませんか?」
とたずね、確認しておきます。
まず、患者の関心事を処理してから、指導開始!

痛みや嘔気など、
体の不調も見過ごさずに

痛みや発熱・嘔気・不眠などの体の不調があると、理解力も低下し、患者さんは学習に集中できません。
面接の際には、こうした症状がないか、確認。適切な対応をして、指導を妨げる不快な症状をできるだけ取り除きます。

患者さんが、いちばん知りたいことは？

「退院に向けて、田中さんがいちばん気になるのは、どんな点ですか？」

「ぼくは、日ごろ、外食が多いんですよ。どうやって食事療法を守ったらいいか、気になっているんだけど……」

退院に向けて話し合うナースと、患者の田中さん。ナースの質問で、田中さんが知りたいことが、はっきりしてきました。

患者さん自身が知りたいことから始めるのが、指導成功の秘訣。面接時には、患者さんが何を知りたがっているのか、確かめます。

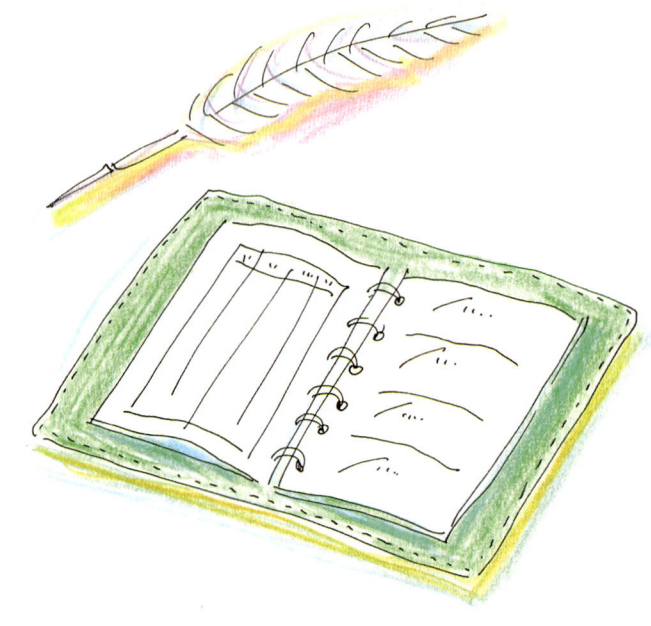

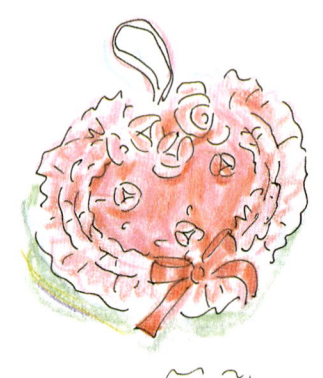

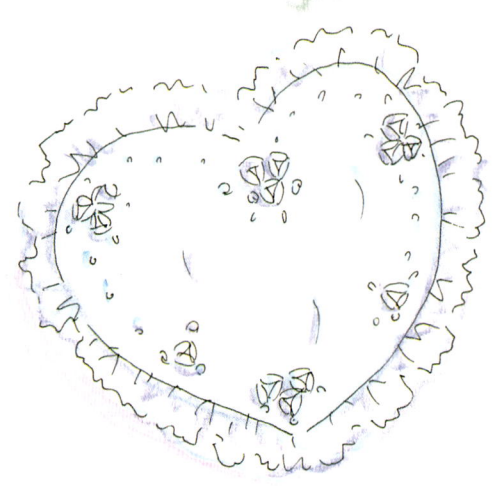

現在の病気について、どの程度知っているのか確認

患者さんが、自分の現在の病気や状態について、どの程度知っているのかたずねるのは、面接時の大切なポイント。

「ご病気については、どのようにお聞きになっていますか？」

など質問。患者さん自身が、どういうふうに理解しているのかがわかると、今後、何をどのように指導していったらいいのか、計画することができます。

患者さんが病気について、疑問に思ったり、知りたいと思っていることも聞いておきます。

既往歴をたずねます

これまでの既往歴をたずねます。同時に、過去の病気にまつわる経験や、すでに知っている知識なども、つかむようにします。
すでに知っていることをもとにすると、指導効果がアップ！
また、その人の病気への対応のしかたがわかると、指導計画を工夫できます。

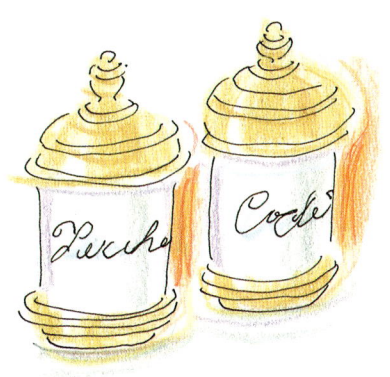

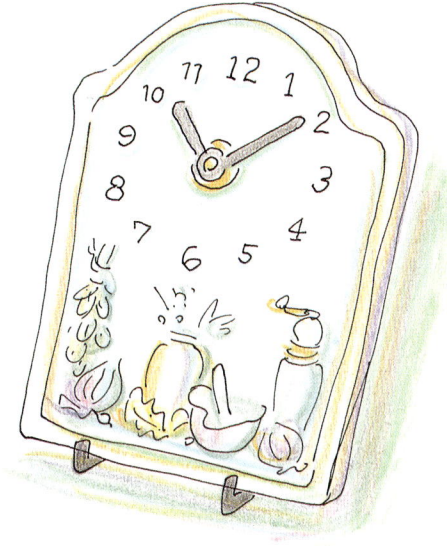

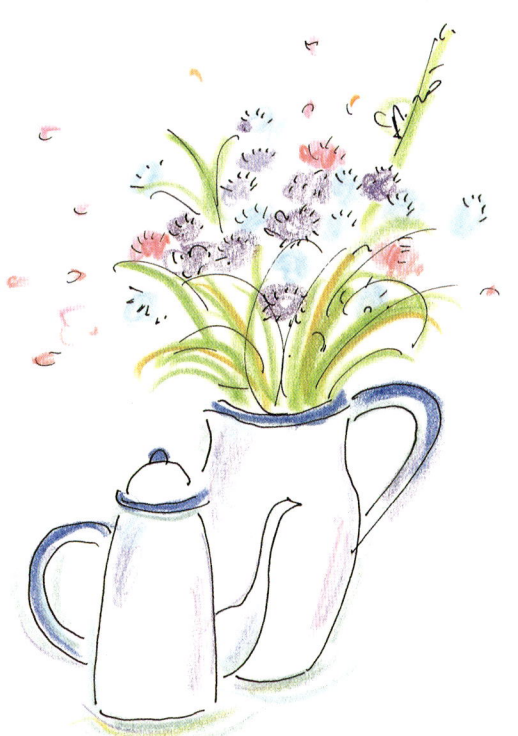

予後に対する期待、健康に対する期待もチェック！

「退院後は、どのようなことがしたいですか？」
ナースの質問に、肝疾患で療養中の山田さんは、
「長い間、家族をほったらかしでしたからね。家事に精を出します。主人も、息子も、私がいないと何もできないんですよ」
と、うれしそう。退院後も安静の必要があるのに、"自覚症状がとれたから、治った"と思いたいようす……。
退院後の生活をたずねると、患者さんが診断や予後をどれくらい理解しているか、つかむことができます。

家族との面接も大切なアプローチ

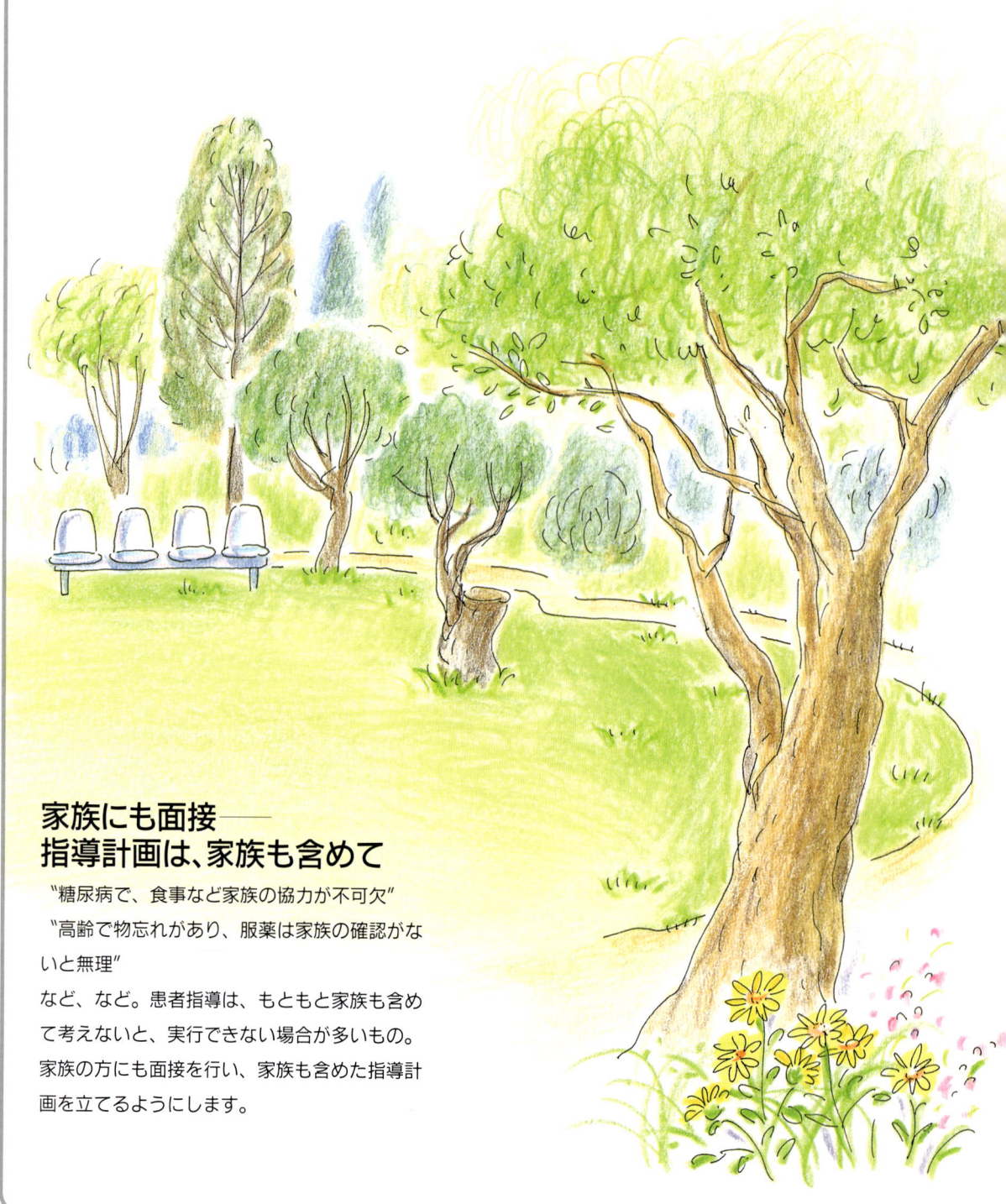

家族にも面接——指導計画は、家族も含めて

"糖尿病で、食事など家族の協力が不可欠"
"高齢で物忘れがあり、服薬は家族の確認がないと無理"
など、など。患者指導は、もともと家族も含めて考えないと、実行できない場合が多いもの。家族の方にも面接を行い、家族も含めた指導計画を立てるようにします。

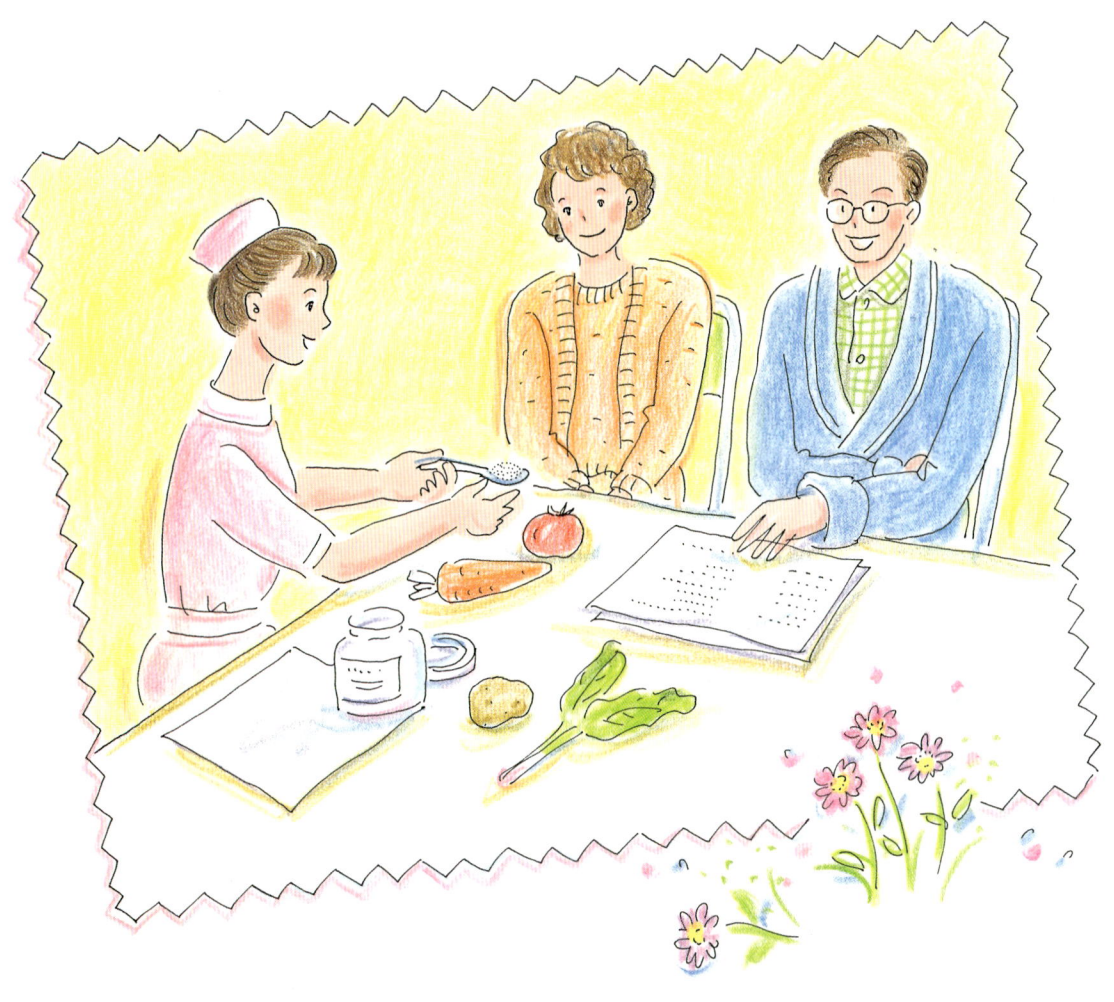

病気に対する
家族の反応を確かめます

「突然の入院で、驚かれたことと思います。ご家族の方は、皆さん、どのように受けとめていらっしゃいますか？」
など、まず、今回の病気に対する家族の反応を確かめます。
病状や予後に強い不安を持っていたり、意外に無関心であったり。家族関係をつかむと、ケアへの参加意欲や、気持ちをおしはかる糸口となります。

診断や予後をどのように
理解しているか、確認

家族が、診断を誤解していたり、予後に非現実的な期待を抱いていることがあります。
「患者さんの病気については、どのように、お聞きになっていらっしゃいますか？」
などとたずね、正しく理解しているかどうか、確認します。
家族が患者さんに押しつける過剰な期待は、指導の思わぬ妨げになります。

心配な点・困っている点を、見逃さずにケア

「何か、心配なことや、お困りのことはありませんか？」

ナースの問いかけに、患者さんの家族は、

「退院準備とおっしゃいますが、うちは介護の手もありません。手のかかる状態で退院させられるのだけは困ります！」

と、初めて不安な胸のうちを明かしてくれました。

患者さんだけでなく、家族の悩みも見逃さず、援助したいもの。家族の悩みや考えを理解することが、問題解決のカギとなり、患者さんの意欲を引き出すこともあります。

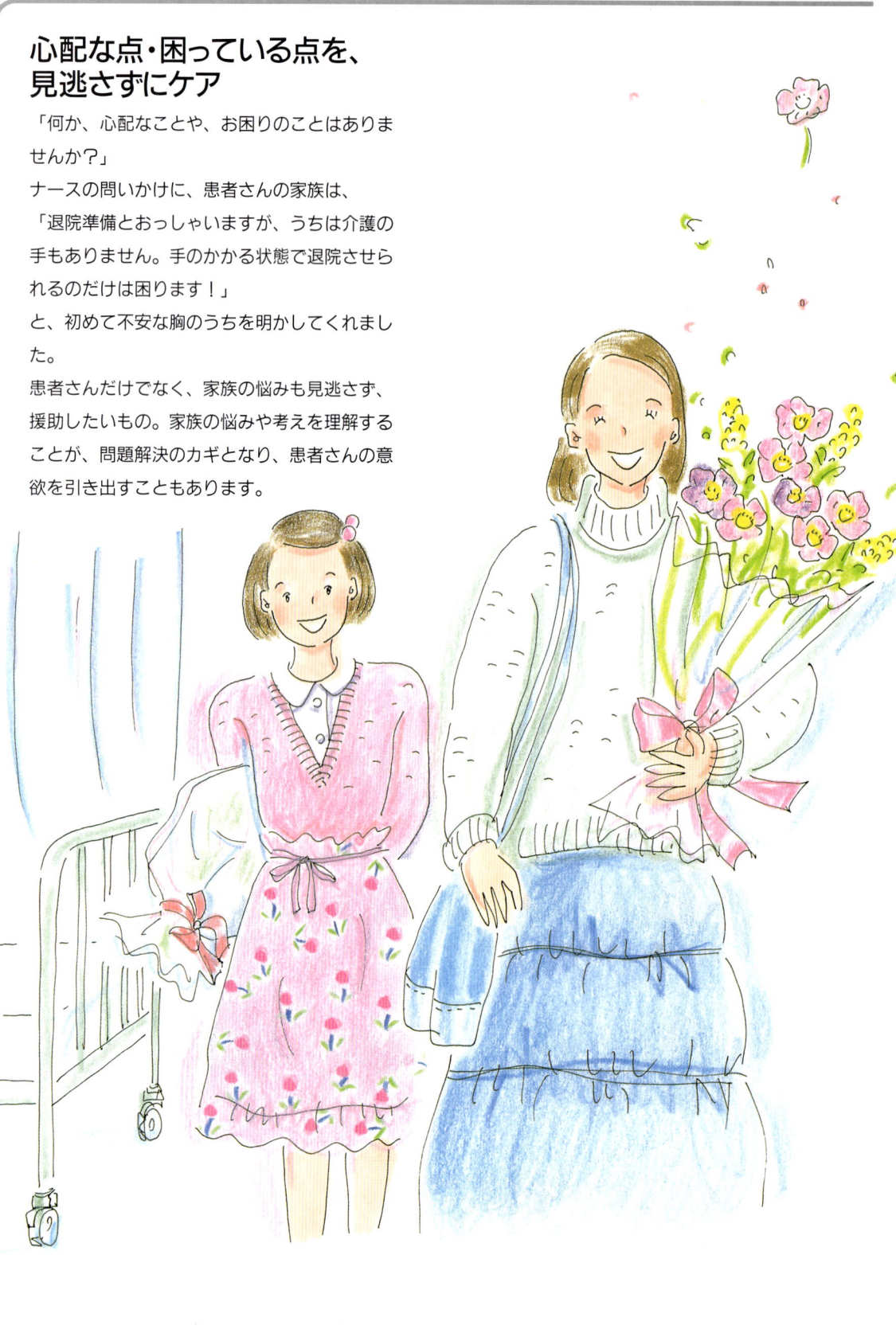

学習意欲やケアへの参加意欲は？

"必要なことなら、ぜひ、覚えたい"と意欲的な家族。

"忙しいし、病院に任せたい"と、なかば消極的な家族。

家族のケアへの参加意欲や学習意欲を、面接の中でつかむようにします。

意欲的な家族には、面会時間などを利用して、積極的に、ケアに参加していただくことも可能。

消極的な家族には、繰り返し働きかけをしたり、家族のうちで意欲的な人を探すなどのアプローチも必要です。

患者さんへの家族の気持ちをアセスメント

面接の中で家族関係や、患者さんへの家族の気持ちをつかむようにします。

"できるかぎり、世話をしてあげたい"

"この忙しいのに、まったく人騒がせな父だ"

"私がもっと気をつけていたら、こんなことにはならなかったんじゃ……"

家族の"世話をしたい"という気持ちを尊重したり、家族が自分を責めているような場合は、気持ちをときほぐすことで、指導への協力もスムーズに。

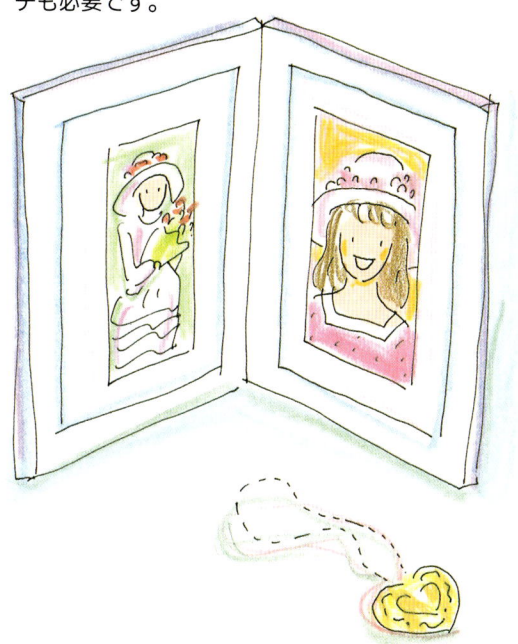

家族の期待は？

家族が抱いている患者さんの"回復への期待"を知ることも、大切。

「患者さんが、どのように回復されることを期待なさっていますか？」

など、質問したり、面接全体の中でつかみます。

現実的な期待を持って援助する家族は、患者さんにとって強い味方。

反対に、家族が非現実的な期待を抱いていると患者さんを不安にし、指導を妨げます。

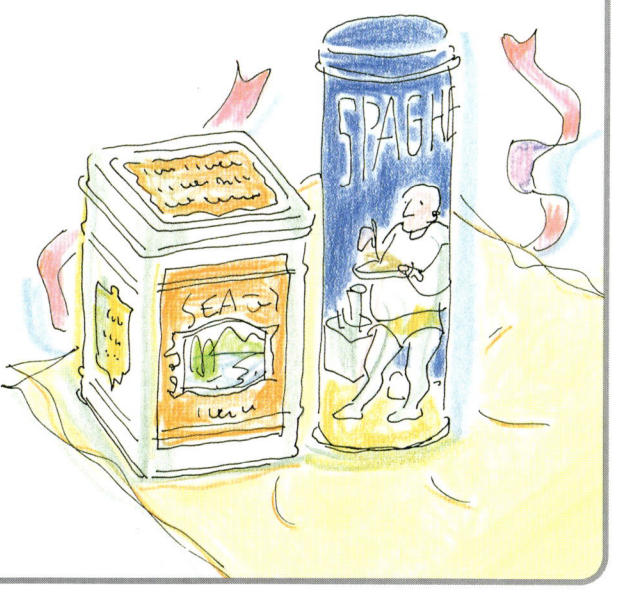

記録やカンファレンスも、貴重な情報源

検査結果や記録は、定期的にチェック！

患者や家族の面接のほか、記録も、アセスメントに必要な情報を提供してくれます。
入院時の記録を確認することはもちろん、検査結果や日々の記録を定期的にチェック！
患者さんの情報は継続的に集め、いつも最新のものにしておきます。

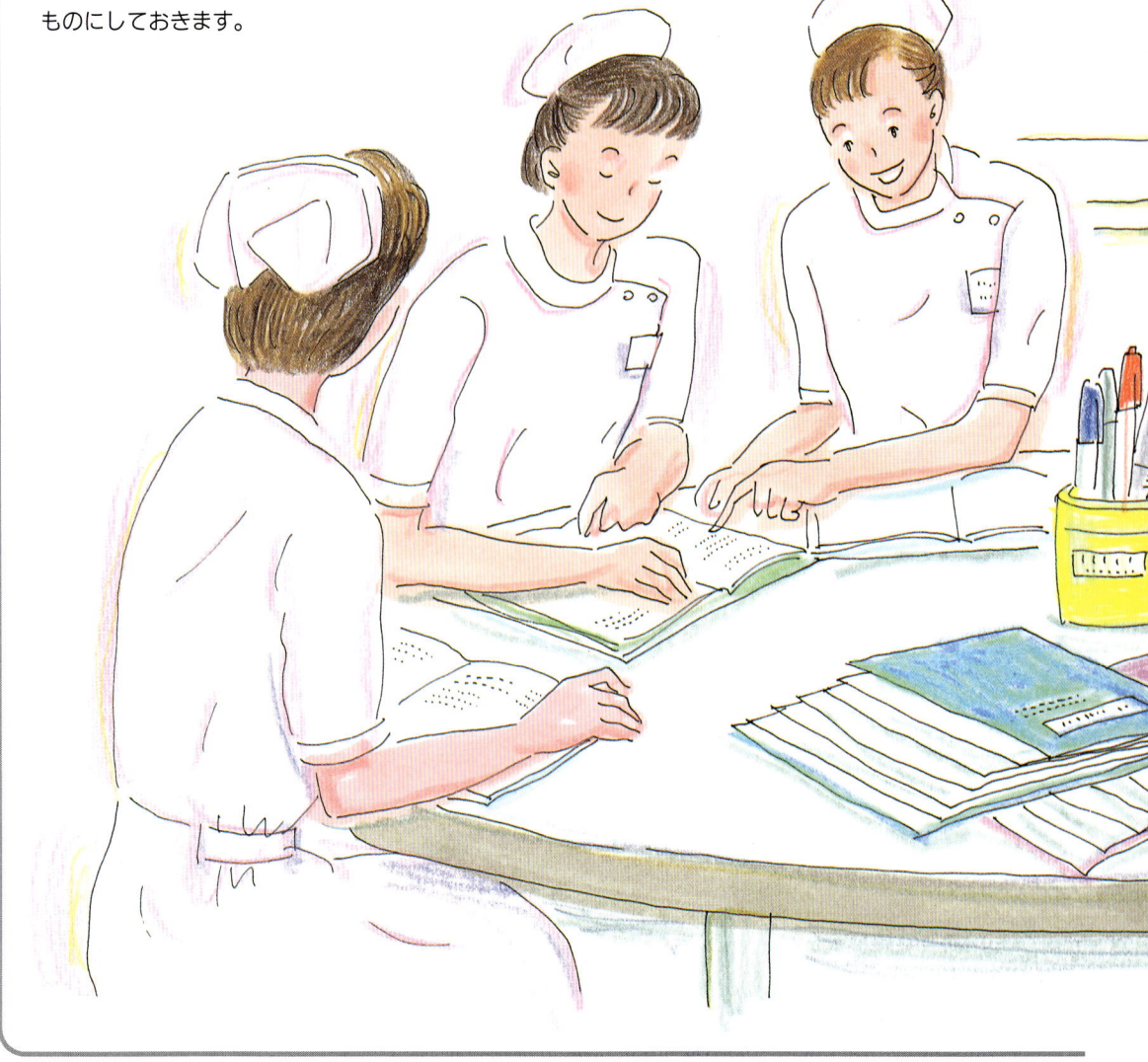

主治医やナースからの情報も不可欠

アセスメントには、主治医やコメディカルスタッフ、家族、ナースからの情報なども不可欠。いろいろな角度から必要な情報が得られ、ひとりでは見落としてしまうような部分も、フォローすることができます。
カンファレンスも、患者さんへの理解の幅を広げてくれます。

ほかのスタッフの説明を必ず、確認!

主治医やコメディカルスタッフ・家族・ナースが、患者さんにどのような説明をしたのかは、指導前に確認する必要があります。
指導場面での説明と、それまで主治医やほかのナースから聞いていたことが矛盾していると、患者さんは混乱するばかり……。学習意欲も減退してしまいます。
患者の情報とアセスメントの用紙は、ほかの職種の人と共用し、重複を避けるようにします。

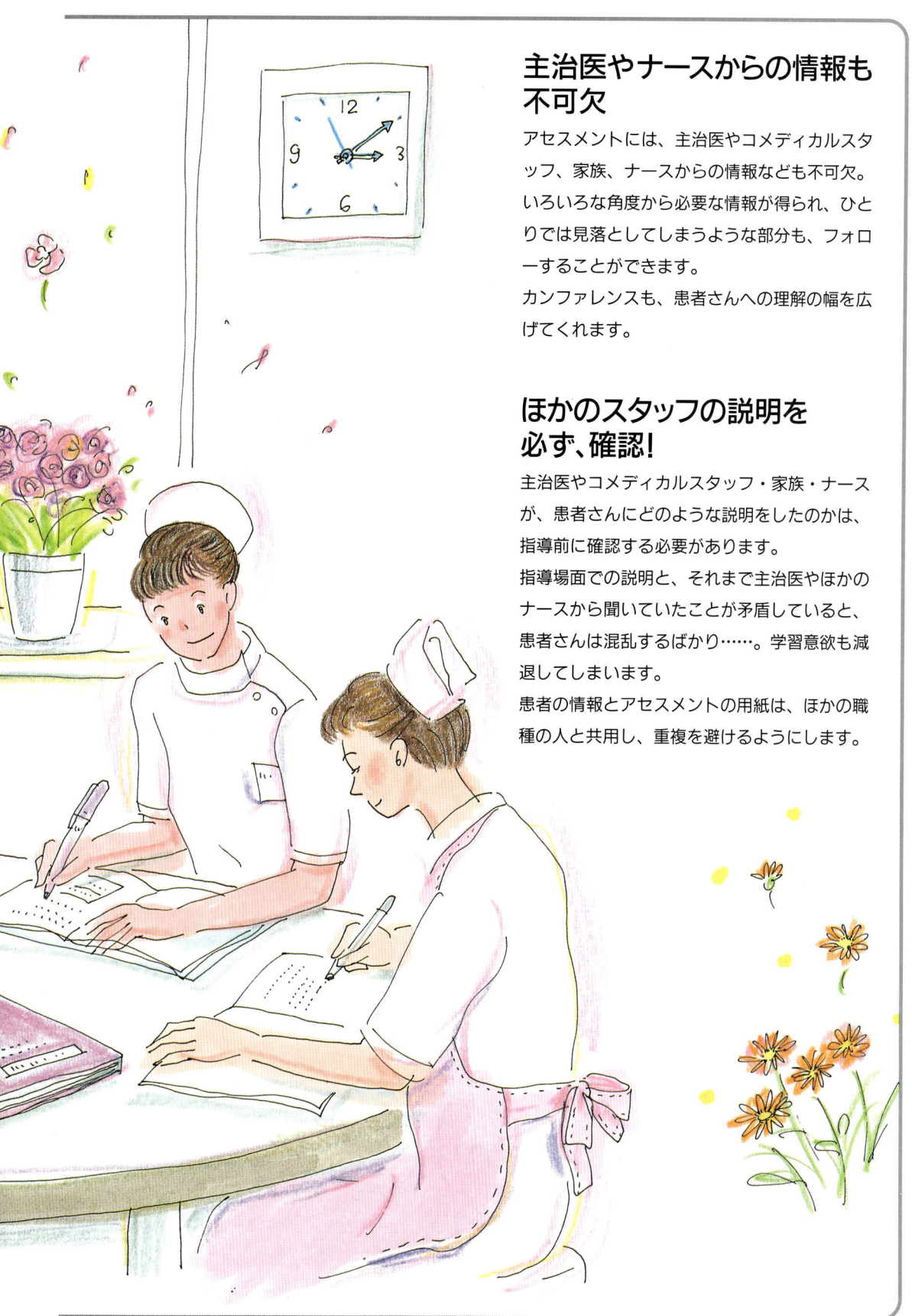

知っておきたい面接の基本とコツ

はじめに
●面接の際、いきなり「ちょっといいですか」ではなく、まずはあいさつ、初対面の場合は自己紹介から始めます。
「おはようございます。私は、この病棟で高橋さんを担当させていただく、看護師の中田と申します。どうぞ、よろしくお願いいたします」
など。
「今日は、久しぶりにいいお天気ですね」
など、あいさつの後、少し一般的なことを話題にすると、雰囲気がリラックスします。

●質問に入る前に、面接の目的をきちんと説明します。
「よろしければ、高橋さんにいろいろお話をうかがい、これからの高橋さんの入院生活に生かしていきたいと思います。30分ばかり、お時間をいただいてよろしいですか？」
など。だいたいの所要時間や、わからない点は自由に質問していいことも伝えます。

ゆったりと、じっくりと
●面接時間をゆったりとることも、大切な心づかい。ナースがそわそわしていては、患者さんも落ち着きません。

●大部屋や人の行き交う場所では、患者さんは他人の目が気になり、じっくり話せません。
別室を用意する、カーテンを引くなど、プライバシーへの配慮も忘れずに。

コミュニケーションのコツ
●耳を傾け、患者さんの話を集中して聞くことが、実り多い面接の秘訣。話の腰を折らないように注意します。

●患者さんが答えやすい質問から始めると、面接はスムーズ。一般的なことから、個人的なことがらへと入っていきます。

●「はい」「いいえ」で答えられない質問をすると、患者さんの関心事や気持ちに近づきやすくなります。
「野菜は好きですか？」
とたずねるより、
「日ごろ、どんなものをめしあがりますか？」
のほうが、話題が自然に深まります。

●ナースは患者さんのほうを見て、じっくり話を聞きます。

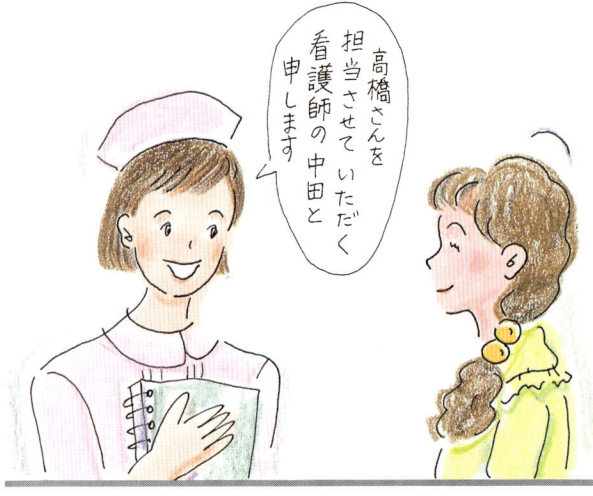

「高橋さんを担当させていただく看護師の中田と申します」

CHECKING & STUDYING

終わりに

●最後に、終了のあいさつと、必要な情報が得られたことを伝えます。
「今日は、長い時間、どうもありがとうございました。今日うかがったことをもとに、今後の計画を立てていきたいと思います」
など。

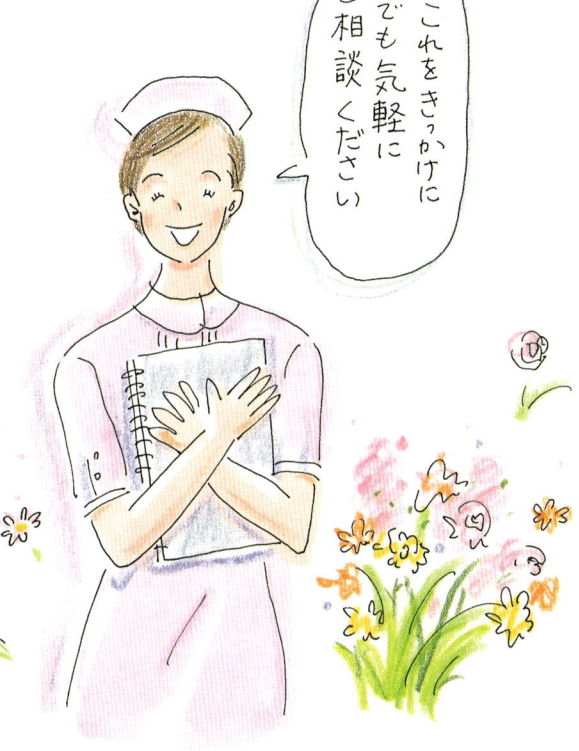

●声の調子や表情・しぐさなど、患者さんの言葉以外のメッセージにも注意！
「特に、問題ありません」
という言葉とは裏腹に、患者さんの表情がさえなかったり、声に力がなかったり……。
患者さんの発するサインを見逃さずに。

●相手の言葉を自分の言葉に置き換えて、反復しながら会話を進めると、早とちりや誤解を防げます。相手は、ナースがわかってくれたと励まされたり、さらに詳しく説明することができます。

●専門用語は、一般的な言葉に言い換え。使う必要のある時は、意味を説明します。

●"この人は、私の力になってくれそうだ"
"この人なら、安心して話せる"
こう思えば、患者さんのほうから進んで話してくれるもの。いかに早く情報を集めるかより、"この人なら"と、思っていただくことが大切。

Art of Nursing
PART [3]

計画は患者さんひとりひとりに合わせて

"患者さんに合ったプランを、いっしょに立てる"のが、計画作成の秘訣。
どんなに優れた理想的なプランでも、実行に無理があり、本人の同意が得られなければ、効果は上がりません。
患者さんと、目標を一致させることからスタート！

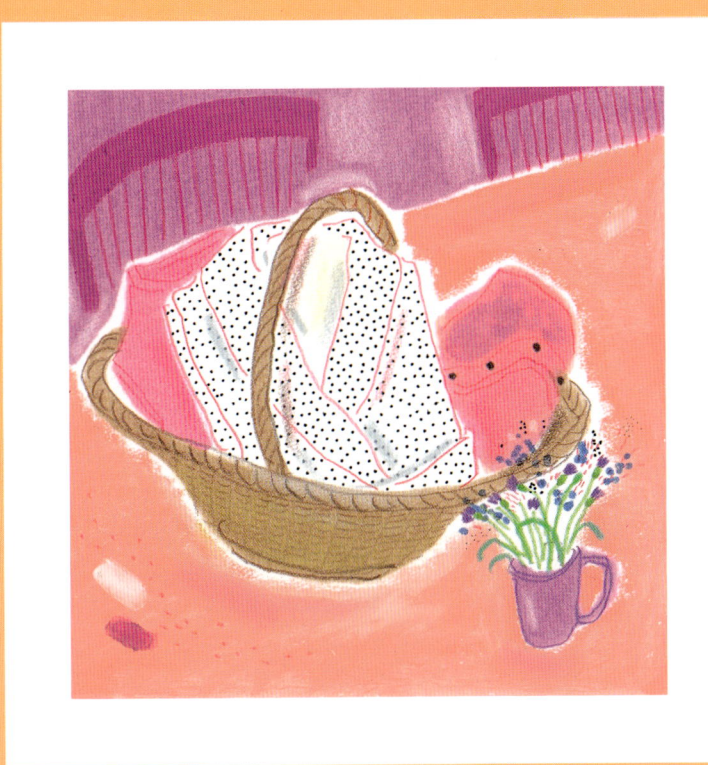

まず、目標を明確に！

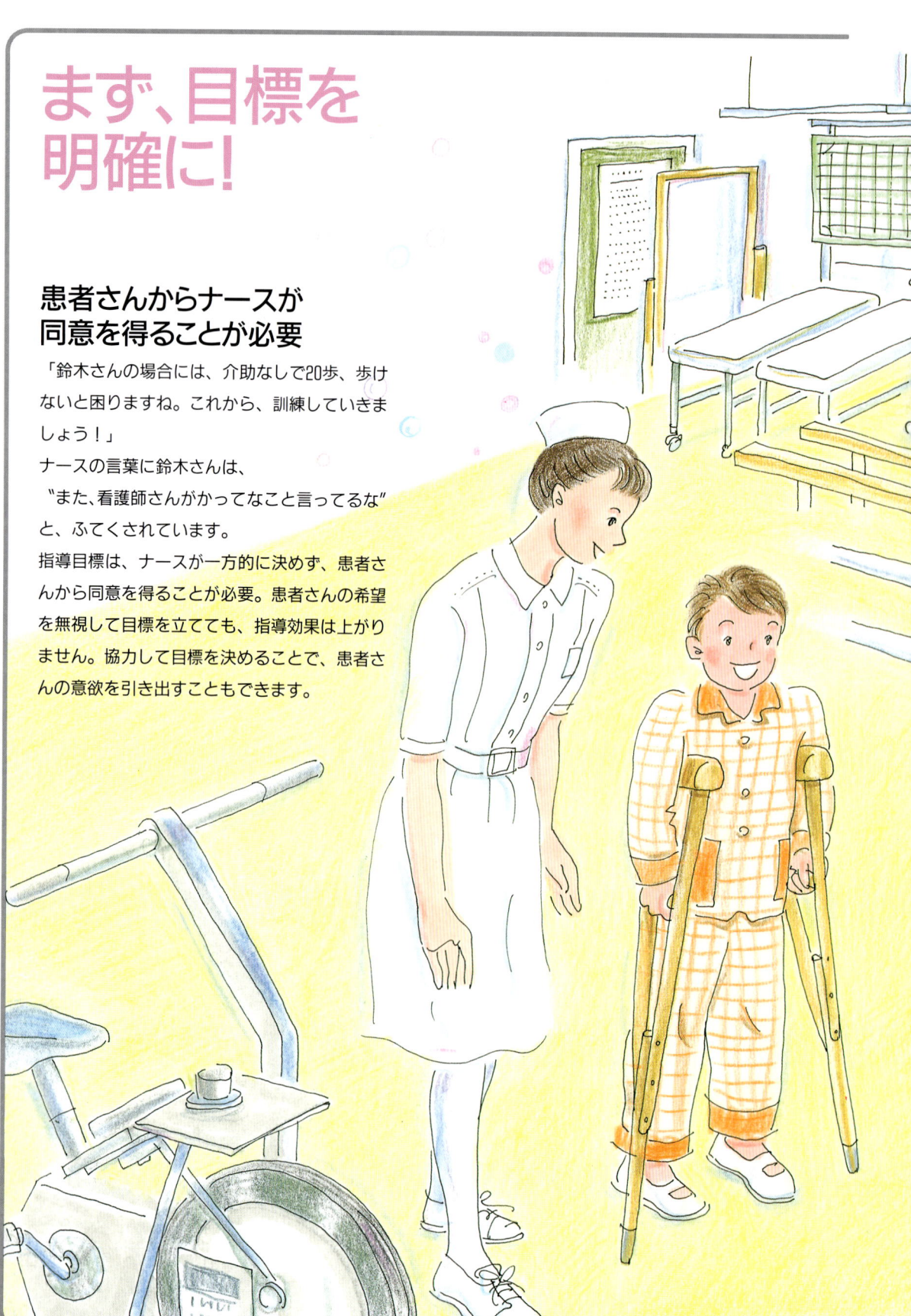

患者さんからナースが同意を得ることが必要

「鈴木さんの場合には、介助なしで20歩、歩けないと困りますね。これから、訓練していきましょう！」
ナースの言葉に鈴木さんは、
"また、看護師さんがかってなこと言ってるな"
と、ふてくされています。
指導目標は、ナースが一方的に決めず、患者さんから同意を得ることが必要。患者さんの希望を無視して目標を立てても、指導効果は上がりません。協力して目標を決めることで、患者さんの意欲を引き出すこともできます。

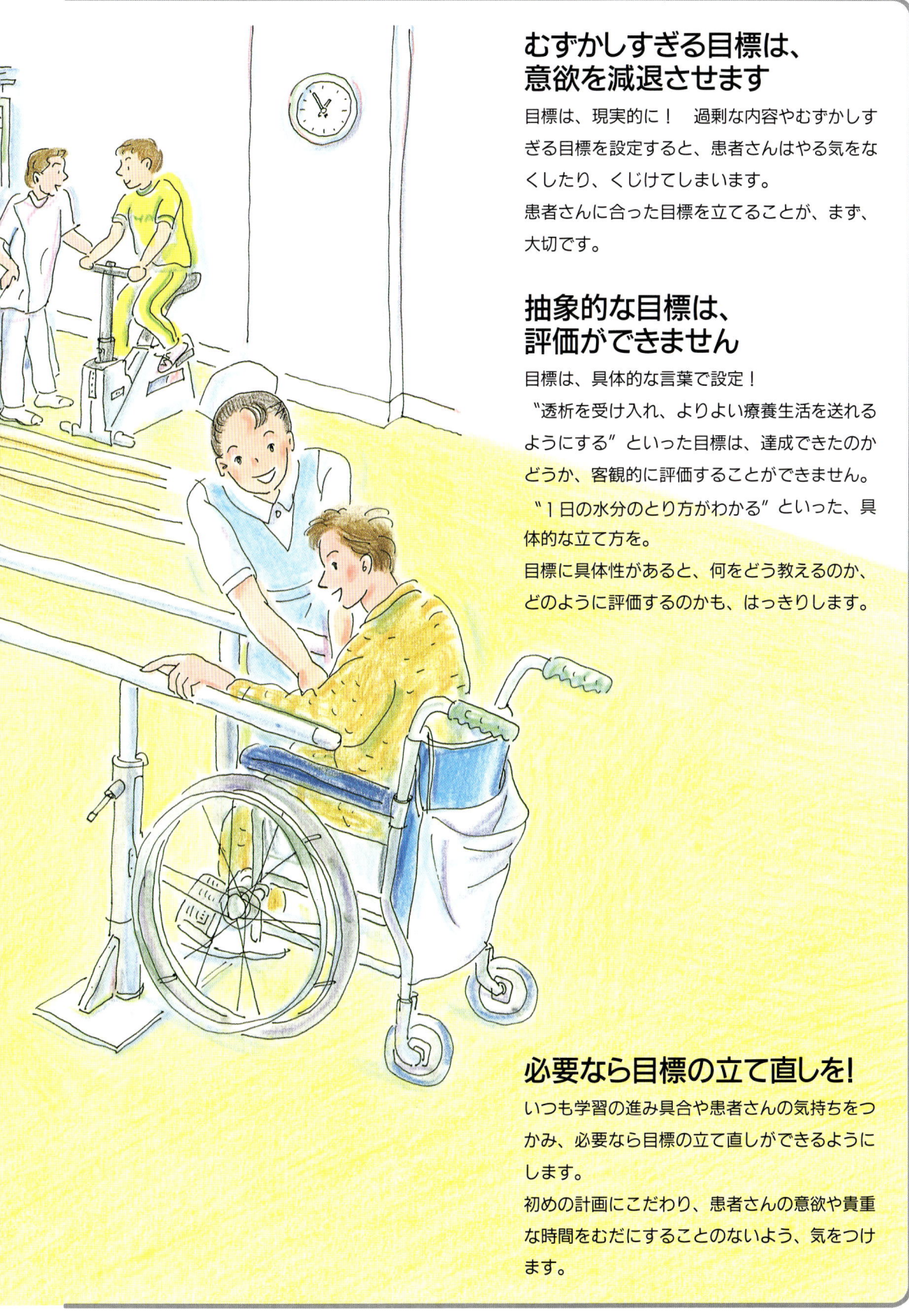

むずかしすぎる目標は、意欲を減退させます

目標は、現実的に！　過剰な内容やむずかしすぎる目標を設定すると、患者さんはやる気をなくしたり、くじけてしまいます。

患者さんに合った目標を立てることが、まず、大切です。

抽象的な目標は、評価ができません

目標は、具体的な言葉で設定！

"透析を受け入れ、よりよい療養生活を送れるようにする"といった目標は、達成できたのかどうか、客観的に評価することができません。

"1日の水分のとり方がわかる"といった、具体的な立て方を。

目標に具体性があると、何をどう教えるのか、どのように評価するのかも、はっきりします。

必要なら目標の立て直しを!

いつも学習の進み具合や患者さんの気持ちをつかみ、必要なら目標の立て直しができるようにします。

初めの計画にこだわり、患者さんの意欲や貴重な時間をむだにすることのないよう、気をつけます。

指導内容・方法・用具、評価の方法も計画

"患者さんが知りたいこと"がポイント

指導の内容は、ナースが教えたいことだけでなく、患者さん自身が知りたいことを、必ず、含めます。

仕事上、外食や宴会の多い人に、一般論の食事指導をしても、
「どうせ、できないさ」
と、まじめに聞いてはもらえません。

患者さんの知りたいことは、患者さんの生活背景に直結！ ひとりひとりに合わせた指導の糸口となります。

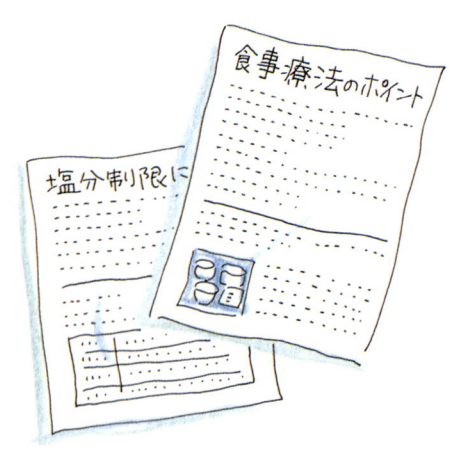

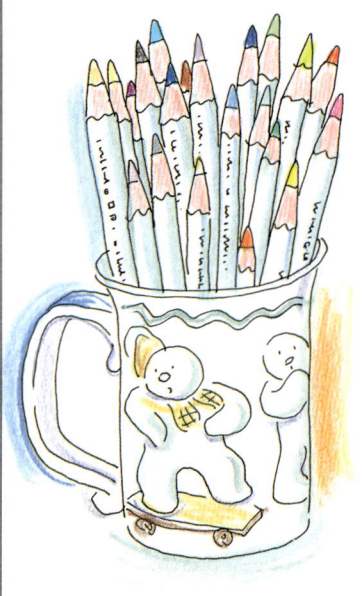

指導の優先順位は？

指導の優先順位を計画します。患者さんが知りたいと思っていることや、すでに知っていることから始めると、理解はスムーズ。

しだいに、簡単なことから、複雑なことへと入っていきます。

指導方法や教材は、患者さんの好みを取り入れて

「近ごろ、目が疲れてねぇ。本を読むのはたいへんですよ」
「テレビ大好き。ビデオなら、苦になりません」
などなど。学習の方法は、人により得意・不得意があります。
指導方法や教材は、患者さんに合ったものを選びたいもの。どういう方法なら理解しやすいか、本人に好みを聞いてみることも、必要です。

評価の方法も、あらかじめ計画

目標や指導内容・教材を決めるだけでなく、評価の方法もあらかじめ計画するのを、お忘れなく！ チェックリストで指導の区切りごとに評価していく・検査値で確認する・直接観察するなど、いろいろな方法があります。
患者さんの理解度・実行度はもちろん、指導者自身への評価（時間・内容・指導方法・教材など）も、月日を決めて行います。

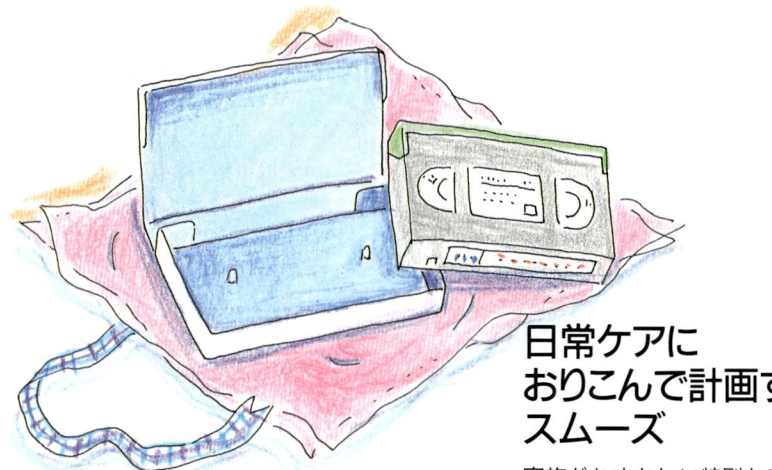

日常ケアにおりこんで計画すると、スムーズ

実施がむずかしい特別なことを計画すると、とかく計画だおれに終わりがち。指導を日常のケアにおりこめるように計画すると、スムーズです。
〝配膳の機会を利用して、食事療法のポイントを復習する〟
〝清拭の際に、リハビリの運動もいっしょに教える〟
など、いろいろ工夫できそうです。

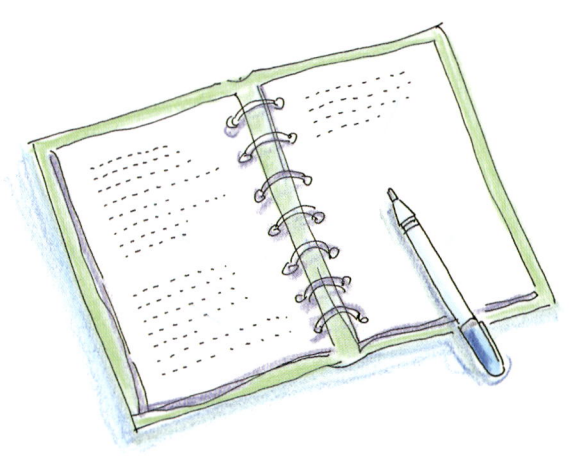

計画は必ず、記録しておきたい

アセスメントの結果、到達目標、指導の内容と方法、用具の種類、評価の方法は、記録しておくことが必要。記録に残すことで、ナースの目的意識もはっきりします。
たとえ、計画したナースが指導を続けられなくなっても、記録があれば、次のスタッフが引き継いでいくことができます。

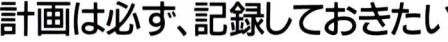

指導方法は、いくつか組み合わせると効果的

"講義とディスカッション""講義と実演"など、指導方法はいくつか組み合わせると、わかりやすく、興味深くなります。内容を患者さんの状況に合わせて、組み合わせを工夫したいもの。

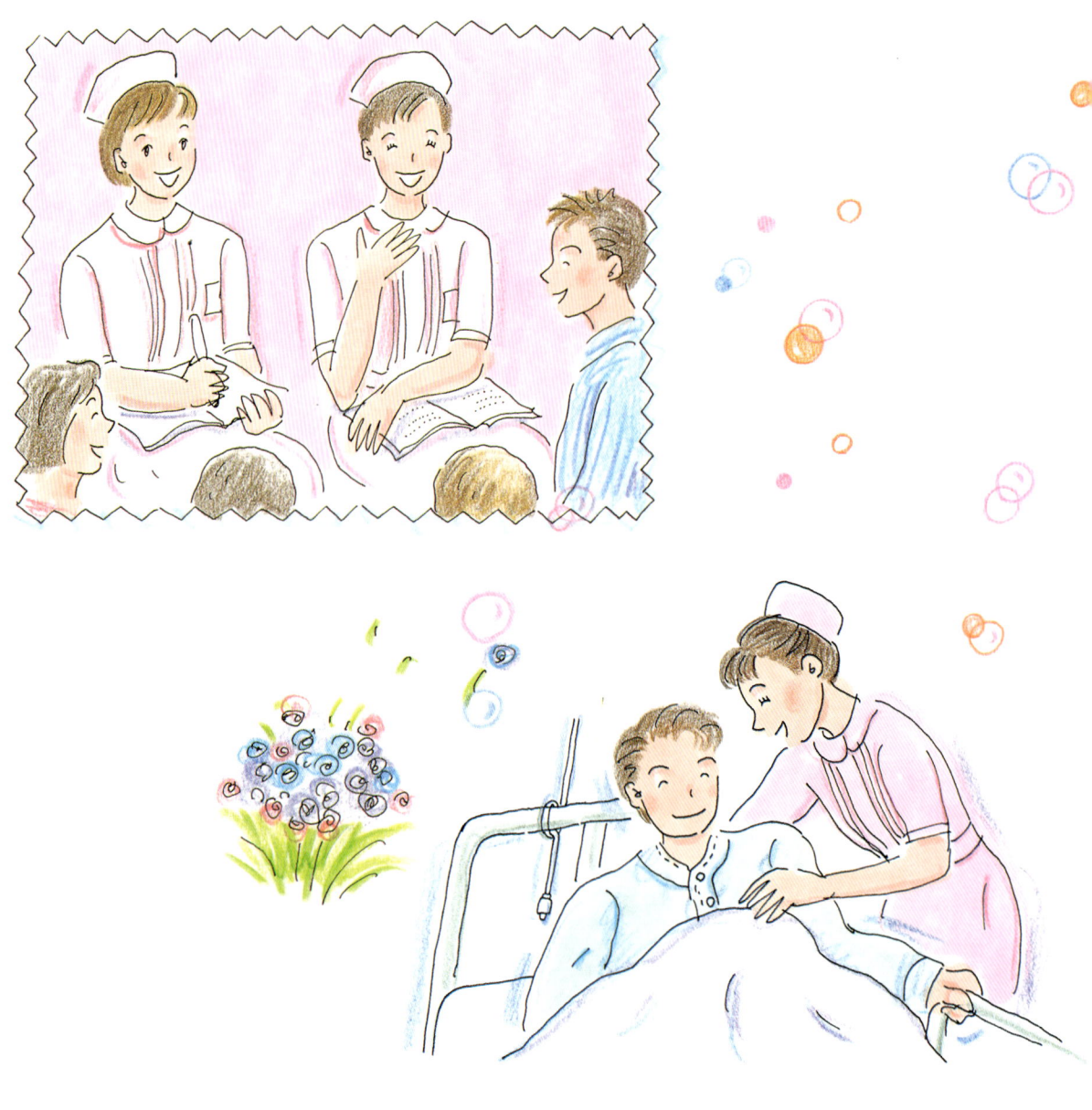

CHECKING & STUDYING

指導方法

1対1の指導

1対1の指導は、療養法の指導だけでなく、患者さんひとりひとりの問題を、時間をかけて話し合える方法。患者さん自身が問題解決できるよう、方向づけをしていくことができます。

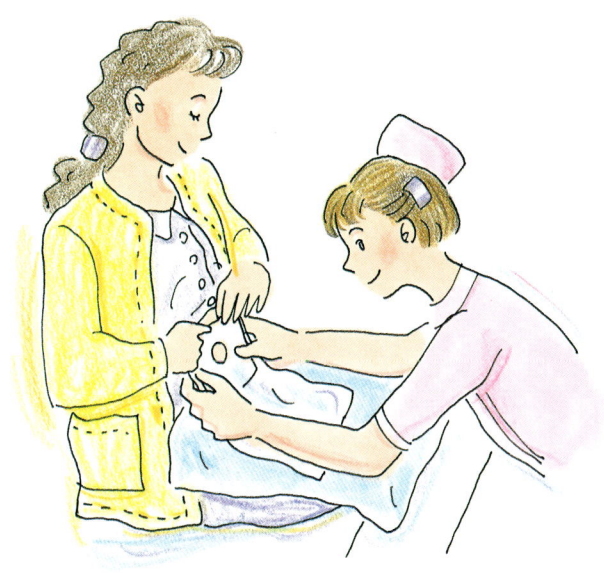

ここがよい点！
- 患者さん、ひとりひとりに合わせた指導ができます。
- 患者さんとの人間関係が深まります。
- 身近な話題から入って親しみが増すと、本音や悩みが見えてきます。患者さん自身が問題解決していく手助けができます。

ここに注意
- ゆったりと話し合える時間と場所が必要。
- ナースに十分な判断力や指導力が必要です。
- 患者さんとの間に信頼関係がないと、指導も逆効果になりかねません。

たとえば、こんな指導に活用
脳卒中患者のリハビリテーション
ストーマケア
入院生活の悩み
経済的な問題
治療や療養に対する不安

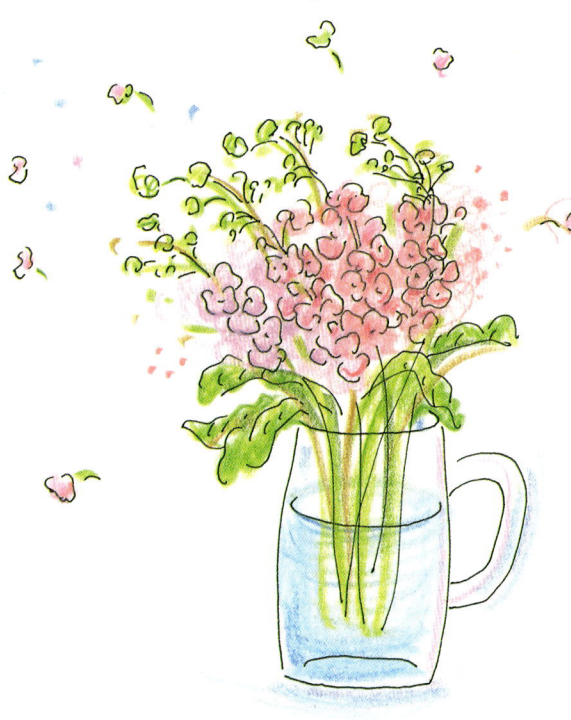

指導方法

グループ指導

同じ疾患や悩みを抱えている人たちには、集団で生活管理法などを指導することができます。ビデオやスライドを見ながら話したり、ディスカッションをすると効果的。

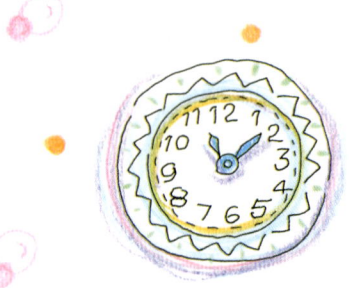

ここがよい点！
- ナースがひとりでおおぜいの人を指導。指導者側の人数・時間が少なくてすみます。
- 共通の問題を抱える人どうし、情報交換の場になります。
- 患者さんどうし連帯感を持ち、支え合うことができます。

ここに注意
- 患者さんそれぞれの問題には、触れずに終わってしまうこともあります。
- 画一的な指導になりがち。ひとりひとりの満足感は得られないことも……。
- 会の運営・講義方法・資料の使い方——指導効果はナースの力量にかかっています。

たとえば、こんな指導に活用
各疾患の病因・検査・合併症・治療法などの説明
慢性病の生活管理
胃腸切除などの術後管理
人工透析者の日常生活管理
ストーマ造設者のストーマケア

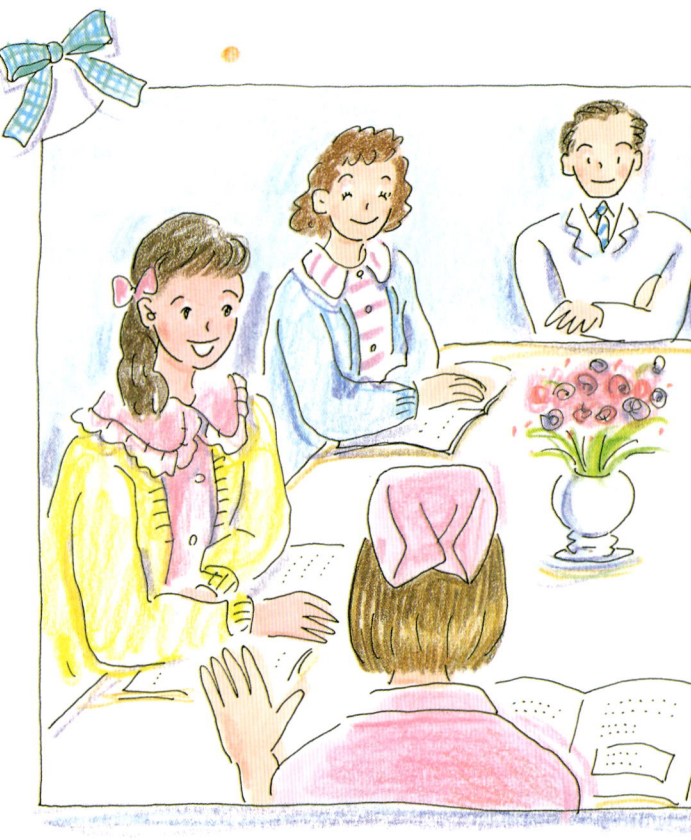

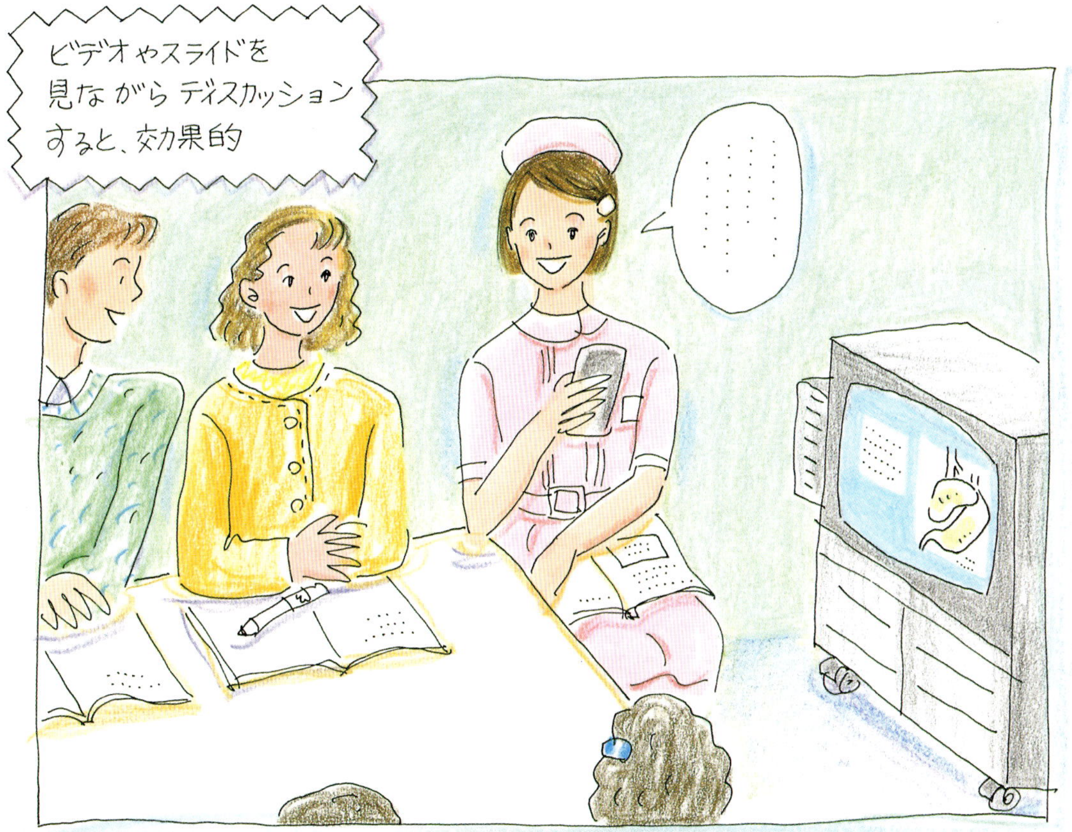

CHECKING & STUDYING

ビデオやスライドを見ながらディスカッションすると、効果的

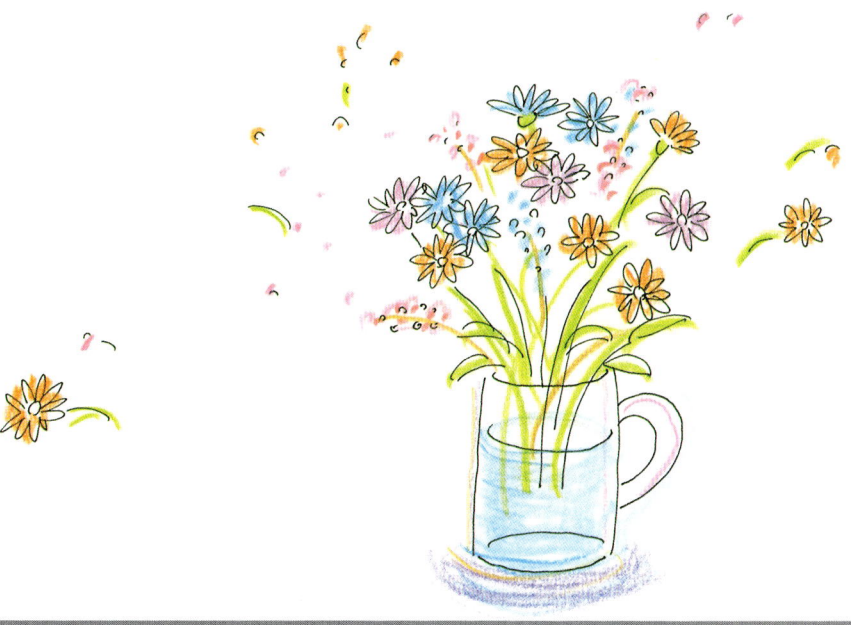

PART[3]
計画は患者さんひとりひとりに合わせて

指導方法

実技演習

患者自身が実際にやってみる、体験してみる方法。その人に合わせて進んでいけるので、学習効果は確実！ 技術の習得に最適です。

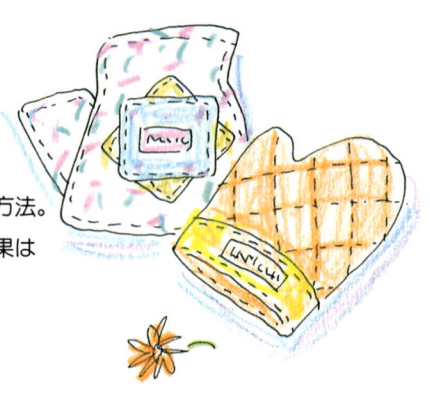

ここがよい点！

- 患者さん自身が実際に行うので、興味がわきやすくなります。
- 患者さんの実際の行動や、学習の成果を目で見て、把握できます。
- 指導計画を細かく立てておくと、進歩の段階を患者さん・ナース双方で確認できます。患者さんも目標が立てやすく、意欲的に！

ここに注意

- 必要物品や設備を整えるために費用がかかります。
- 計画・物品の準備・実施・片づけと、時間がかかります。
- 対象者が多い場合は、指導者側の人数も多く必要です。

たとえば、こんな指導に活用

血糖値の自己測定
インスリンの自己注射
治療食の調理と試食
松葉杖や車椅子・装具の使い方
ストーマケア

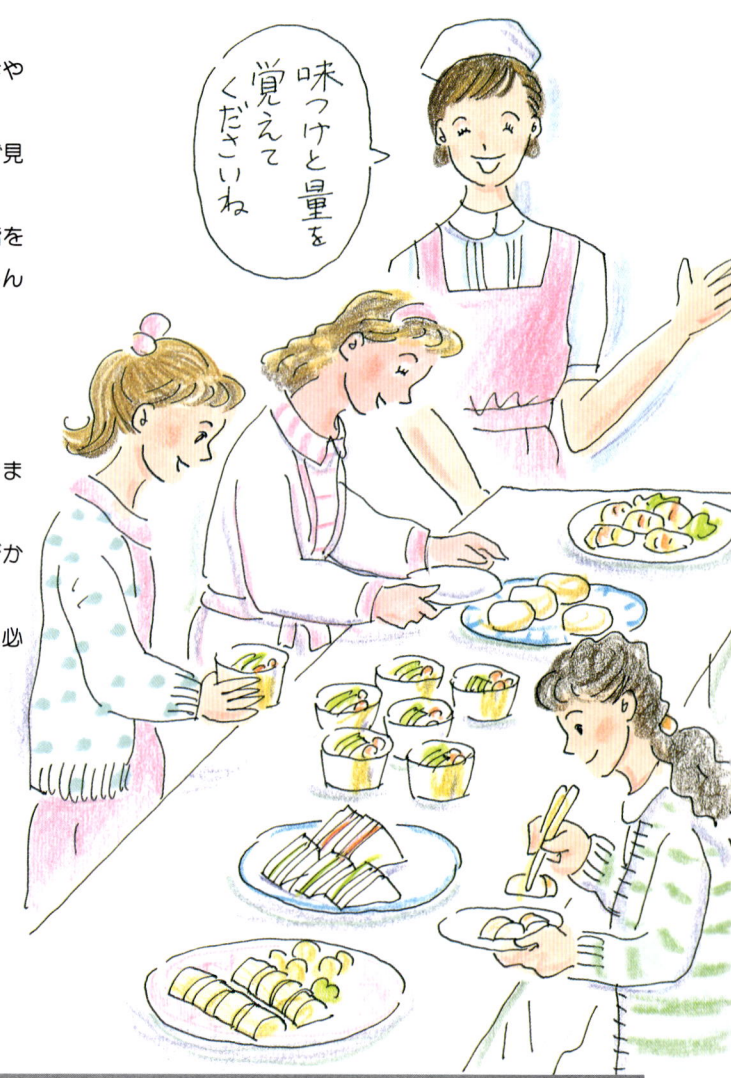

CHECKING & STUDYING

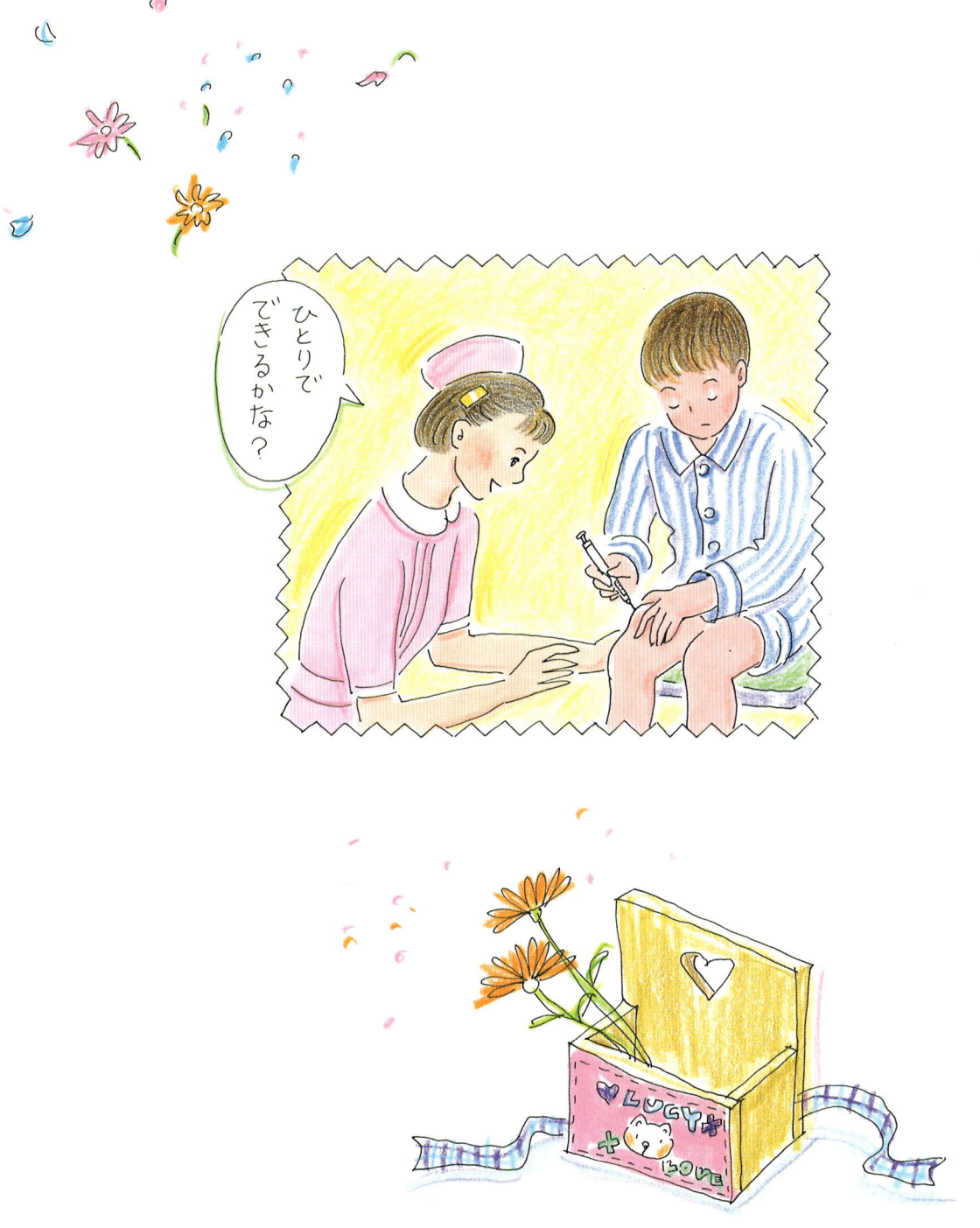

PART[3]
計画は患者さんひとりひとりに合わせて

指導方法
講義

同じような問題を持つ人たちに、多くの情報を同時に提供することができます。知りたいことや視聴覚教材の希望を、事前に聴講者に聞いておくと、興味深い内容に。

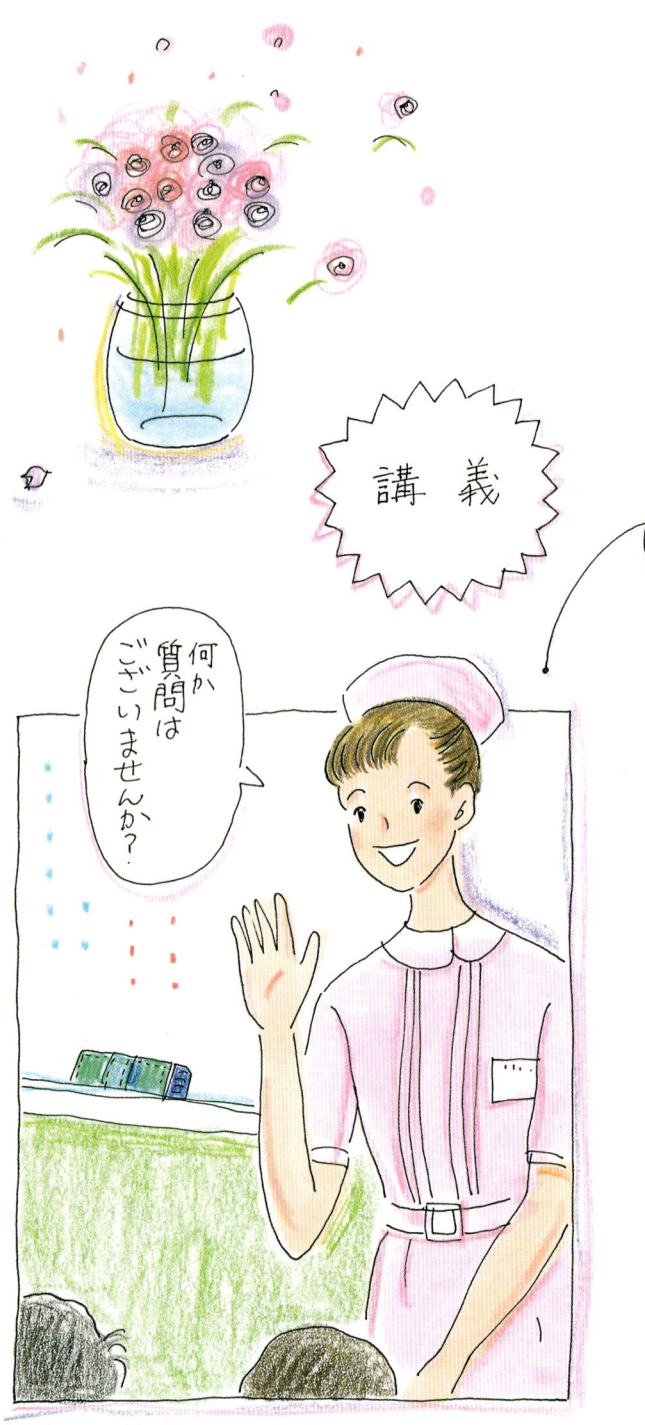

ここがよい点！
- かなりの人数を対象に実施することができます。
- 時間や内容は、ナース（講義者）が自由に設定できます。
- 費用がほとんどかかりません。

ここに注意
- ナース（講義者）からの一方的な伝達なので、患者さんが正しく理解できたか、確認できません。理解に個人差が……。
- ナース（講義者）の話し方や内容によっては、成果が上がらないことも。講義方法に工夫を。
- 患者さんの疑問や問題点が、そのままになってしまうことがあります。必ず質問を受けます。

たとえば、こんな指導に活用
感染症の予防と環境整備について
癌の早期発見法について
各種疾患の検査法・治療法について
血圧降下剤の種類と内服管理
術後の早期離床と効果

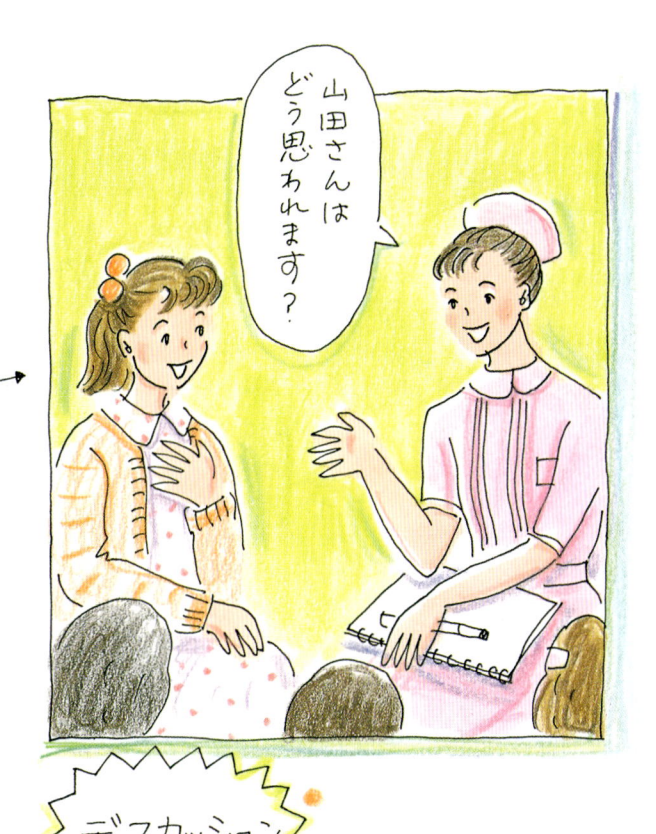

CHECKING & STUDYING

指導方法

ディスカッション

患者さんと率直な意見交換をしたり、患者さんどうしの情報交換には、ディスカッションが効果的。個人指導やグループ指導、講義や実習の前後に取り入れます。
問題解決の糸口や学習の動機づけになることも。

(吹き出し: 山田さんはどう思われます？)

ディスカッション

ここがよい点！
- 質疑応答形式になるので、コミュニケーションがとりやすくなります。
- 個人指導の場面では、言いたいことを十分に表現でき、満足感を持てます。
- 集団指導の場合には、自分と違う意見や体験を知るよい機会に。

ここに注意
- 人前で話すのが苦手な人には、ナースの上手な誘導も大切。
- 集団指導の場合、時間をたっぷりとらないと、十分に発言できないまま終わってしまうことがあります。ディスカッションを行うなら、グループの人数は5人程度に。

たとえば、こんな指導に活用
臓器移植体験者と希望者の情報交換会
脊髄損傷患者の社会復帰について
慢性病患者の食事療法と自己管理
リハビリテーション運動の実践と効果

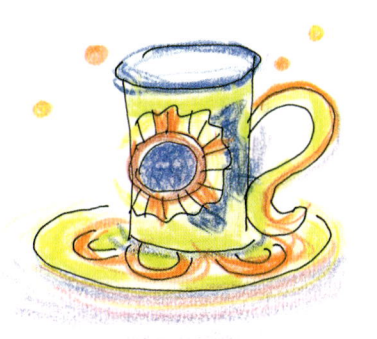

PART[3] 計画は患者さんひとりひとりに合わせて

指導方法

ケーススタディ

患者さんと同じような問題や療養生活を体験した事例を出して、患者さんの意見を聞く方法。患者さんが、自分ならどうするだろう、どうすることがいいのかと、考えるきっかけとなります。

ここがよい点！

- 自分の問題は、なかなか客観的に考えられないもの。ほかの人の事例を出すことにより、問題を客観的にとらえられます。
- ほかの人のケースなので、自由に考えられ、率直に意見を言うことができます。

ここに注意

- ナースの言動が事例に批判的だと、患者さんは自分のこととして考えにくいもの。その事例に理解を示しながら、ナースの意見も伝え、患者さんに考えてもらいます。
- 事例の選び方が悪いと、意図する方向へ話がいかないことも。用いる事例は、事前にナース間で検討します。

たとえば、こんな指導に活用

運動療法に消極的な患者への指導
食事療法が守れない患者への指導
治療や検査に同意できない場合
手術や麻酔に対して不安が強い場合

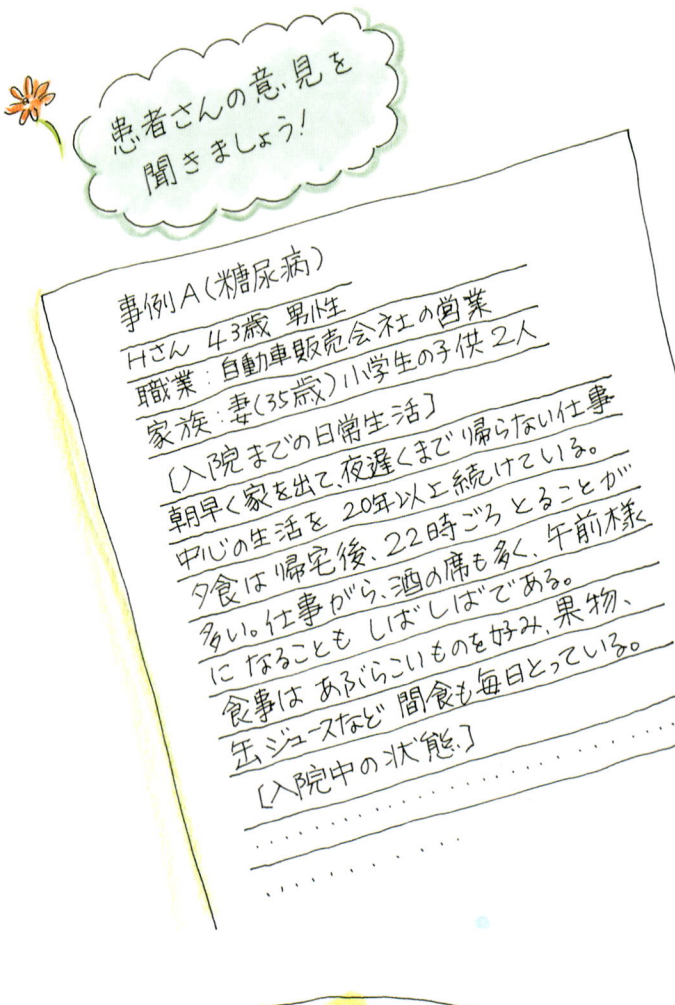

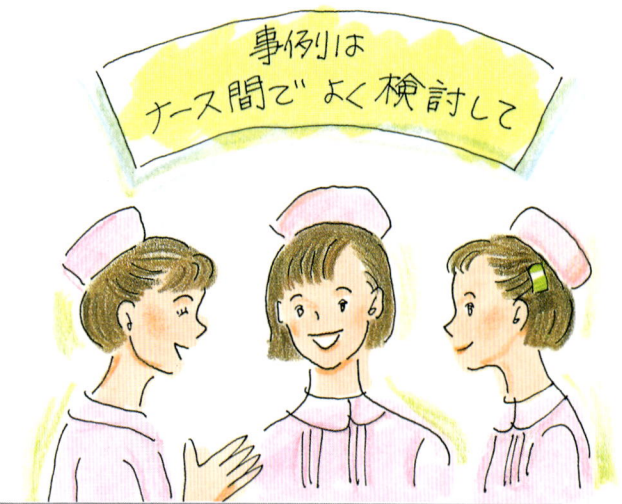

患者さんの意見を聞きましょう！

事例A（糖尿病）
Hさん 43歳 男性
職業：自動車販売会社の営業
家族：妻（35歳）小学生の子供2人

〔入院までの日常生活〕
朝早く家を出て、夜遅くまで帰らない仕事中心の生活を20年以上続けている。夕食は帰宅後、22時ごろとることが多い。仕事がら、酒の席も多く、午前様になることもしばしばである。食事はあぶらこいものを好み、果物、缶ジュースなど間食も毎日とっている。

〔入院中の状態〕
....

事例はナース間でよく検討して

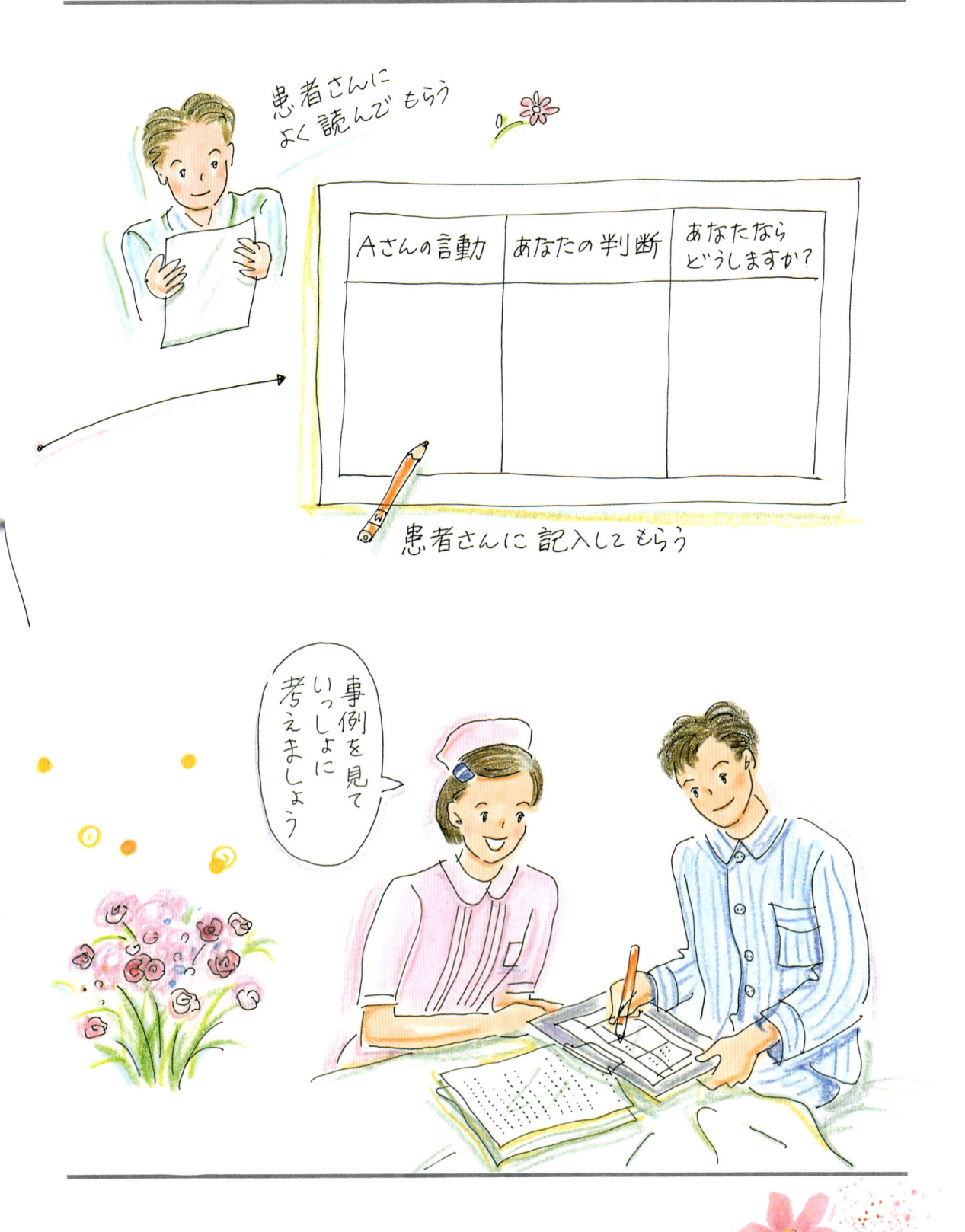

CHECKING & STUDYING

患者さんによく読んでもらう

Aさんの言動	あなたの判断	あなたならどうしますか？

患者さんに記入してもらう

事例を見ていっしょに考えましょう

PART[3] 計画は患者さんひとりひとりに合わせて

指導方法

ロールプレイ

ある状況を設定して、その中で患者・ナース・家族・医師など、割り当てられた役割を演じる方法。自分はこうふるまうだろうと、自分なりの対応をしてみることで、未来への心の準備をしたり、決定をくだしたり、他人の感じ方が実感できます。ほかの人が演じる場面を見るのも学習となります。

ここがよい点！
- 実際に起こりそうな場面を設定して、事前に対処法を考えておくことができます。
- 決定に迷っている状態を第三者に演じてもらい、客観的に判断することができます。
- ナースどうしで患者役・ナース役・主治医役などを演じ、討議のきっかけを作ることもできます。

ここに注意
- 演者がその役になりきるほど、効果的です。状況設定が悪いと、本気になれないことも。
- 演者や観察者に問題意識がないと、押しつけになります。

たとえば、こんな指導に活用
手術の意思決定
ストーマ造設の意思決定
医療者の患者への接し方
癌の告知

演じてみましょう

状況設定
抗癌剤を長期連用するにあたり、患者さんに説明を行う

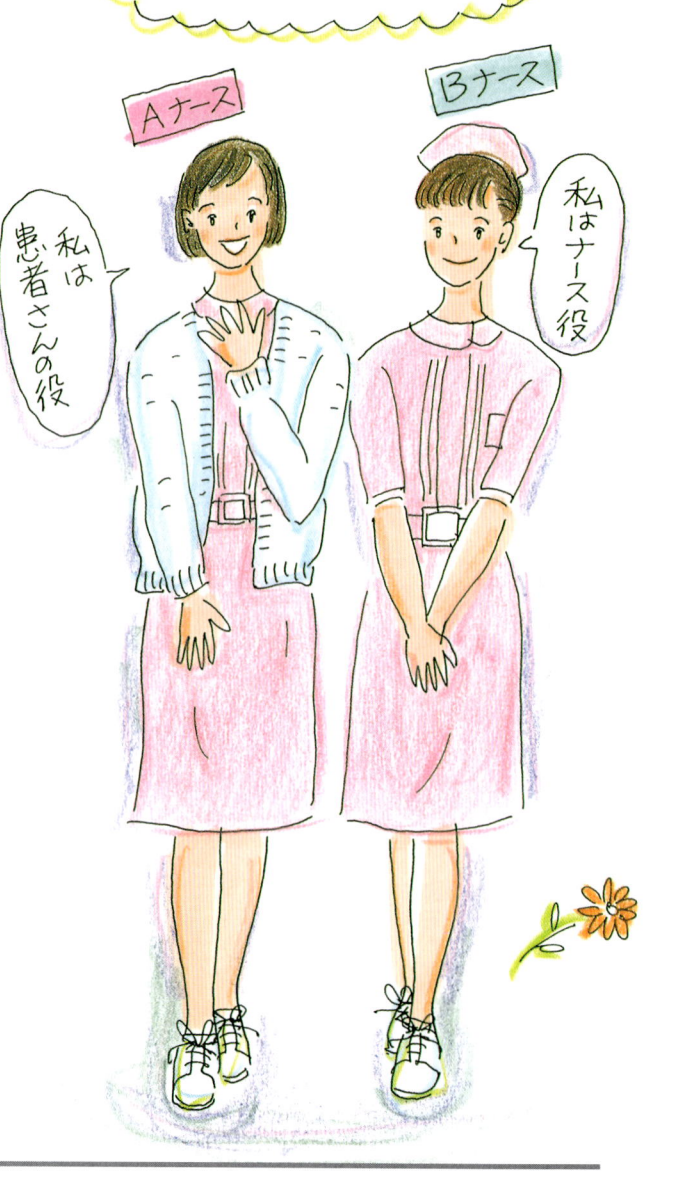

Aナース ― 私は患者さんの役
Bナース ― 私はナース役

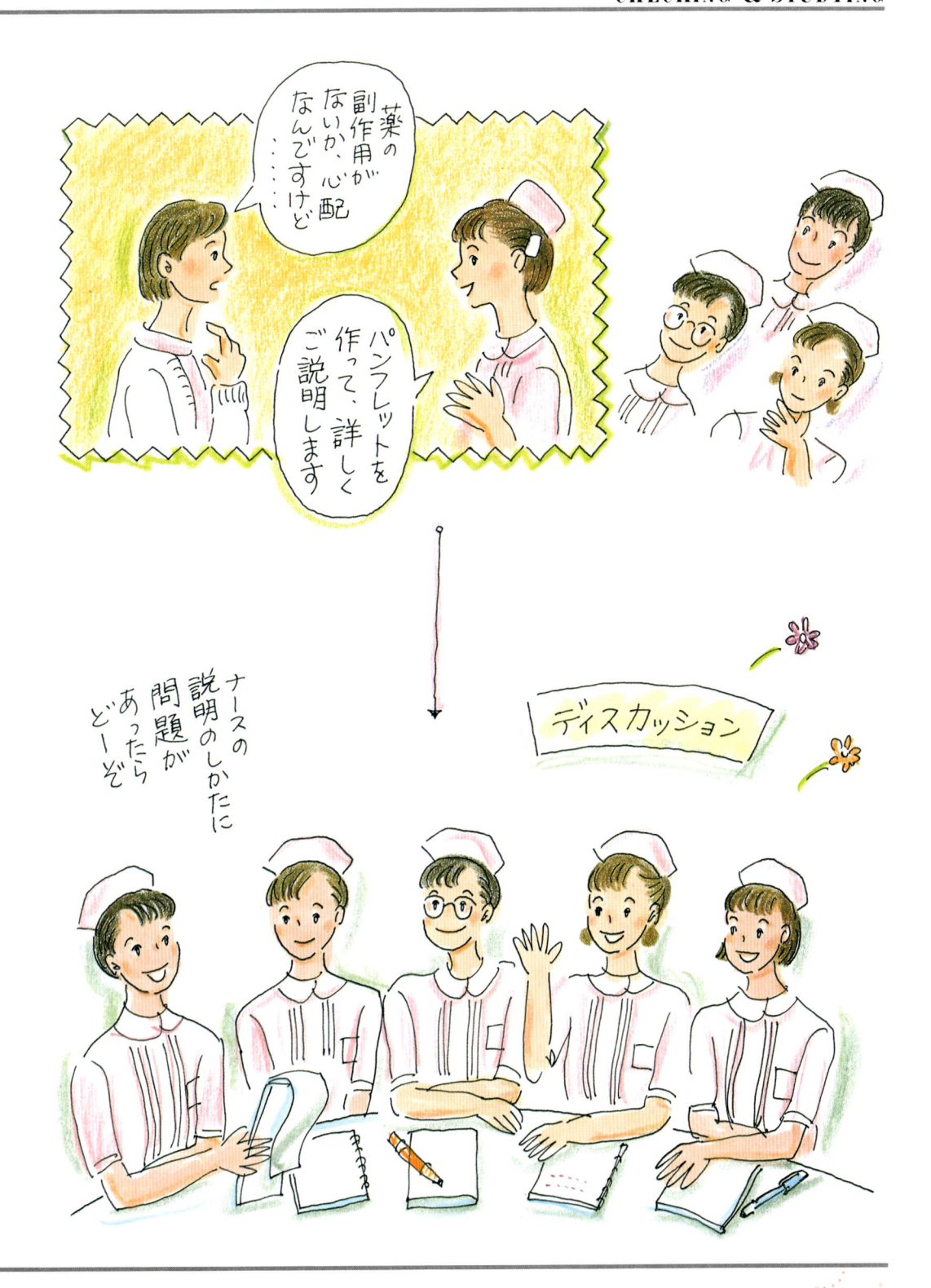

CHECKING & STUDYING

「薬の副作用がないか、心配なんですけど……」

「パンフレットを作って、詳しくご説明します」

ディスカッション

ナースの説明のしかたに問題があったらどーぞ

PART[3] 計画は患者さんひとりひとりに合わせて — 43

指導用具は、特徴をよく知って

指導用具は、単に読んだり、聞いたりするだけのものより、見る＋聞く（ビデオ）・見る＋聞く＋触る（実習）といった、五感のいくつかを刺激するもののほうが、記憶に残ると言われます。さまざまな指導用具の特徴を知って、使いこなしたい！

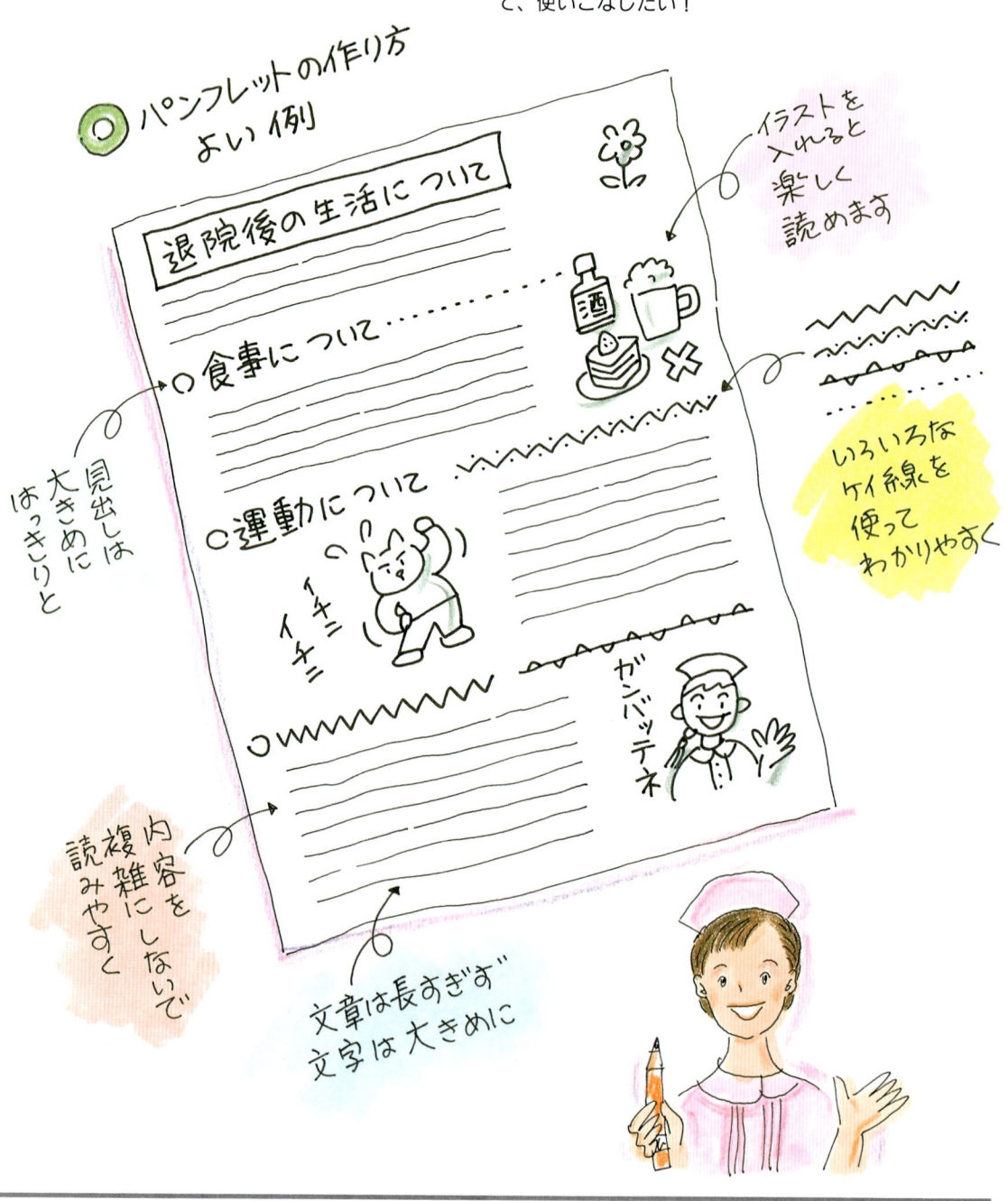

◎ パンフレットの作り方　よい例

退院後の生活について

○食事について
○運動について

ガンバッテネ

- イラストを入れると楽しく読めます
- いろいろなケイ線を使ってわかりやすく
- 見出しは大きめにはっきりと
- 内容を複雑にしないで読みやすく
- 文章は長すぎず文字は大きめに

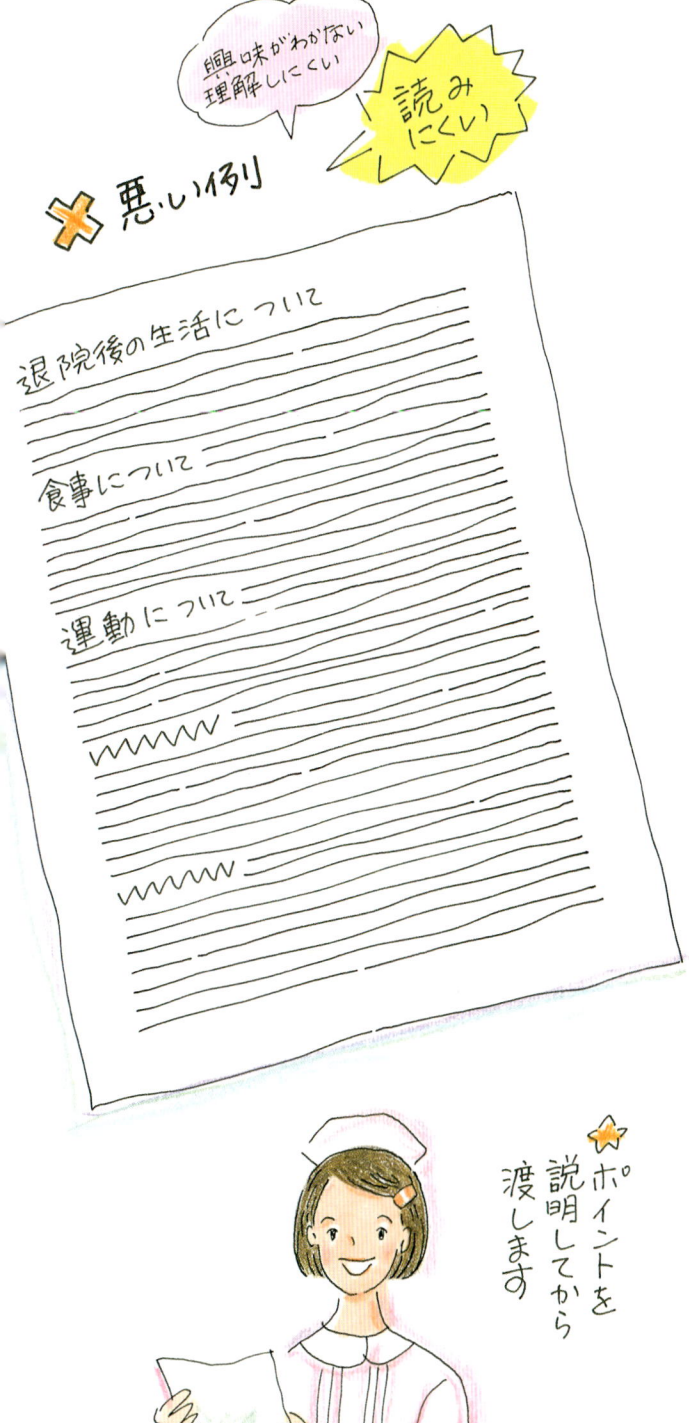

CHECKING & STUDYING

指導用具

印刷物

口頭の説明だけでは、知識や注意がきちんと伝わらない場合、パンフレットなどの印刷物を使うと、理解しやすくなります。

ここがよい点！
- 何度でも手軽に読み返せます。
- まず、読んでおいてもらい、質問を受けたり、補足したりできます。時間の節約に。
- 絵や写真を使うことで、楽しく理解しやすくなります。

ここに注意
- 文字が見えにくい人・文章を理解しにくい人（高齢者・幼児など）には、不向き。
- 長い文章・複雑すぎる説明は、敬遠されます。
- 印刷物を渡すだけでなく、必ず説明を加えます。

たとえば、こんな指導に活用
入退院時のオリエンテーション
生活指導
手術前のオリエンテーション
治療法と効果

悪い例
- 興味がわかない、理解しにくい
- 読みにくい

退院後の生活について
食事について
運動について

ポイントを説明してから渡します

PART[3] 計画は患者さんひとりひとりに合わせて

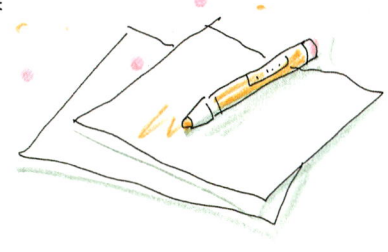

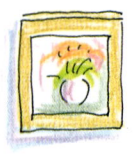

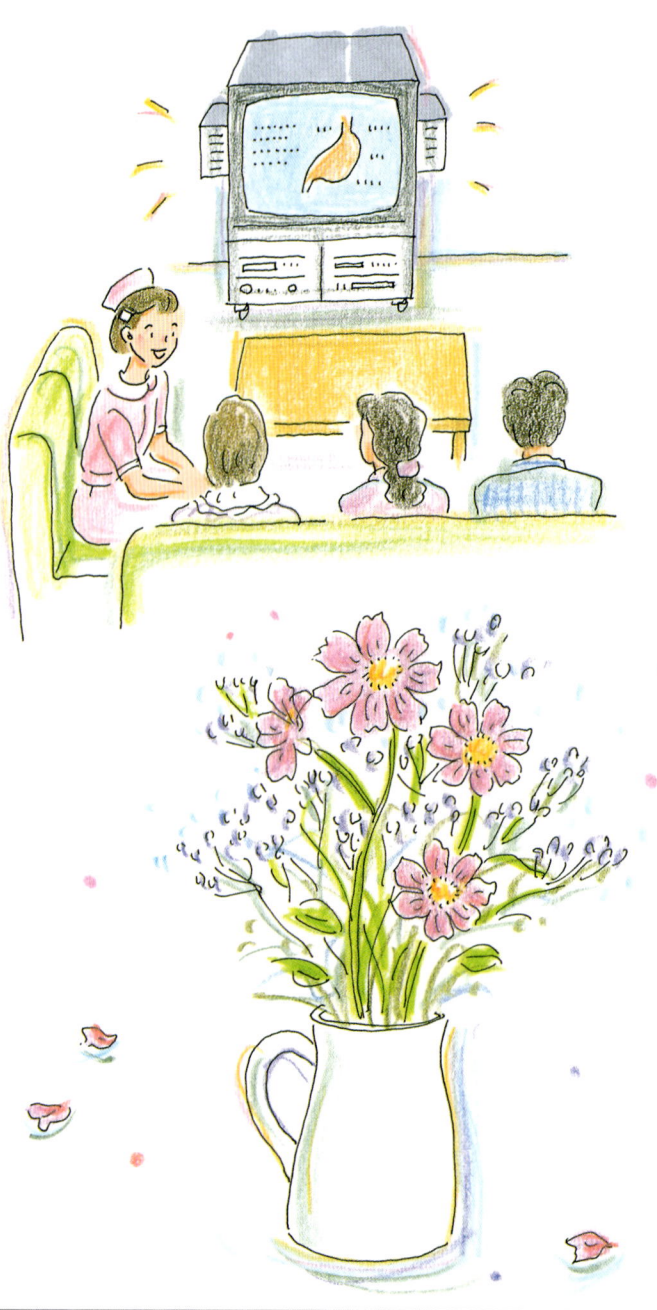

指導用具

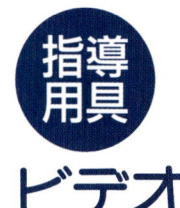

ビデオ

用具の使い方や実際の方法など、動きのある情報が一目瞭然で、理解できます。
撮影機材のある施設では、ナース自身が映像を制作したり、患者さんを撮影して、学習に生かすことも可能。

ここがよい点！

- 手術や処置など、実際の場面を見て理解できます。
- 装置があれば、患者さん自身で自由に学習できます。
- ロールプレイやディスカッションなどのようすを撮影しておけば、患者さん自身が自分の姿を見て、課題を自覚することができます。

ここに注意

- 視力障害のある人には、不向き。
- 大部屋ではイヤホーンを用いるなど、音への配慮が必要。
- ナース自身が撮影する場合、準備や編集に時間がかかります。
- ビデオに出てくる数値や細かい手順などは、メモがないと忘れてしまいます。

たとえば、こんな指導に活用

輸液・輸血療法の実際
酸素吸入の実際
術前・術後のオリエンテーション
義肢・装具の用い方

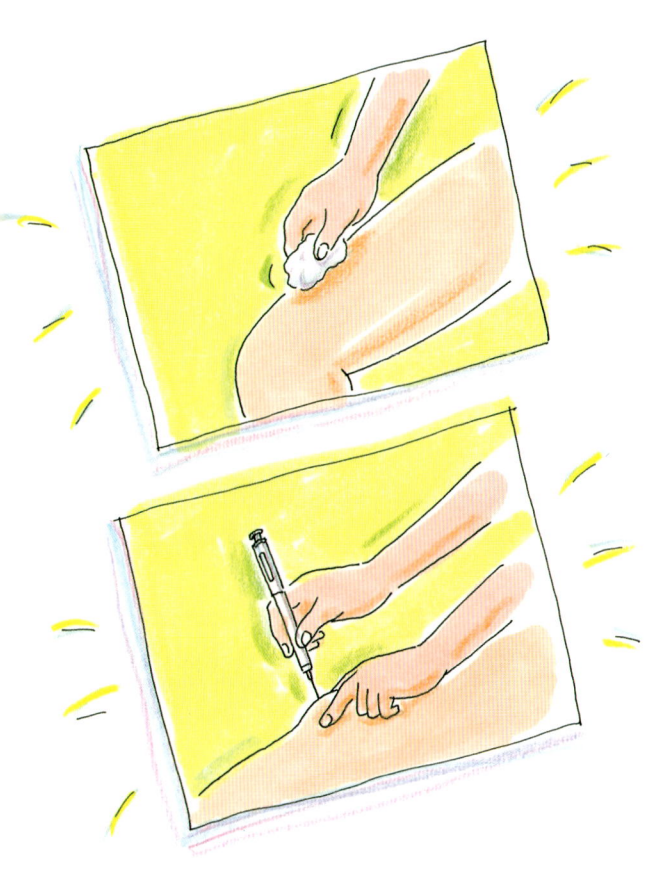

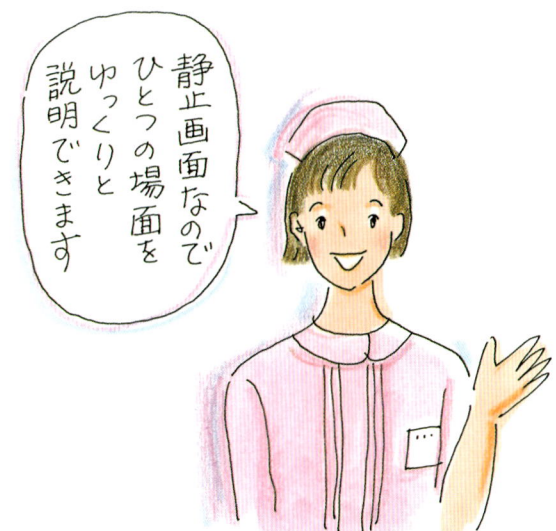

CHECKING & STUDYING

指導用具

スライド

写真やイラストを大映しにして説明できるので、講義やデモンストレーション、個人指導の際にも便利。おおぜいの人に同時に見せられます。

ここがよい点！
- 静止画面なので、ひとつの場面をゆっくりと説明できます。
- 同じ場面を何回も、繰り返して見ることができます。
- 手順や流れを理解しやすくなります。

ここに注意
- 静止画面なので、動きのある情報には不向きです。
- 機材や場所の確保が必要。
- ナース自身が制作する場合、費用と時間がかかります。

たとえば、こんな指導に活用
インスリン注射の手順
検査の方法（手順）
症状の出現（発疹など）と観察のポイント
装具装着方法と毎日のケア
治療食の種類と内容

「静止画面なので、ひとつの場面をゆっくりと説明できます」

PART[3] 計画は患者さんひとりひとりに合わせて

指導用具

オーバーヘッドプロジェクター（OHP） オーバーヘッドカメラ（OHC）

その場で記入できるのが、OHP・OHCの強み。グループ指導や個人指導の際、工夫しだいでいろいろな使い方が期待できます。OHCは、本や実物をそのまま映すことができます。

ここがよい点！
- OHPシートは購入が簡単で、記入も手書きかコピー。専用のペンと修正液があれば、その場で修正や加筆ができます。
- 透明なシートなので、2〜3枚重ねていき、絵や表に変化をつけることができます。
- OHCは、実物画像をカラーで映し、手書きで加筆・修正もできます。

ここに注意
- 静止画面なので、動きを見せたい情報には不向きです。
- OHPシートを折り曲げると、文字や絵が不鮮明になるので注意。
- OHCは厚い本や大きい物では、映像が不鮮明になります。

たとえば、こんな指導に活用
病気の成り立ちの説明
指導計画・看護計画の提示
ディスカッションの際の記録
参考書や手引きの実物を提示

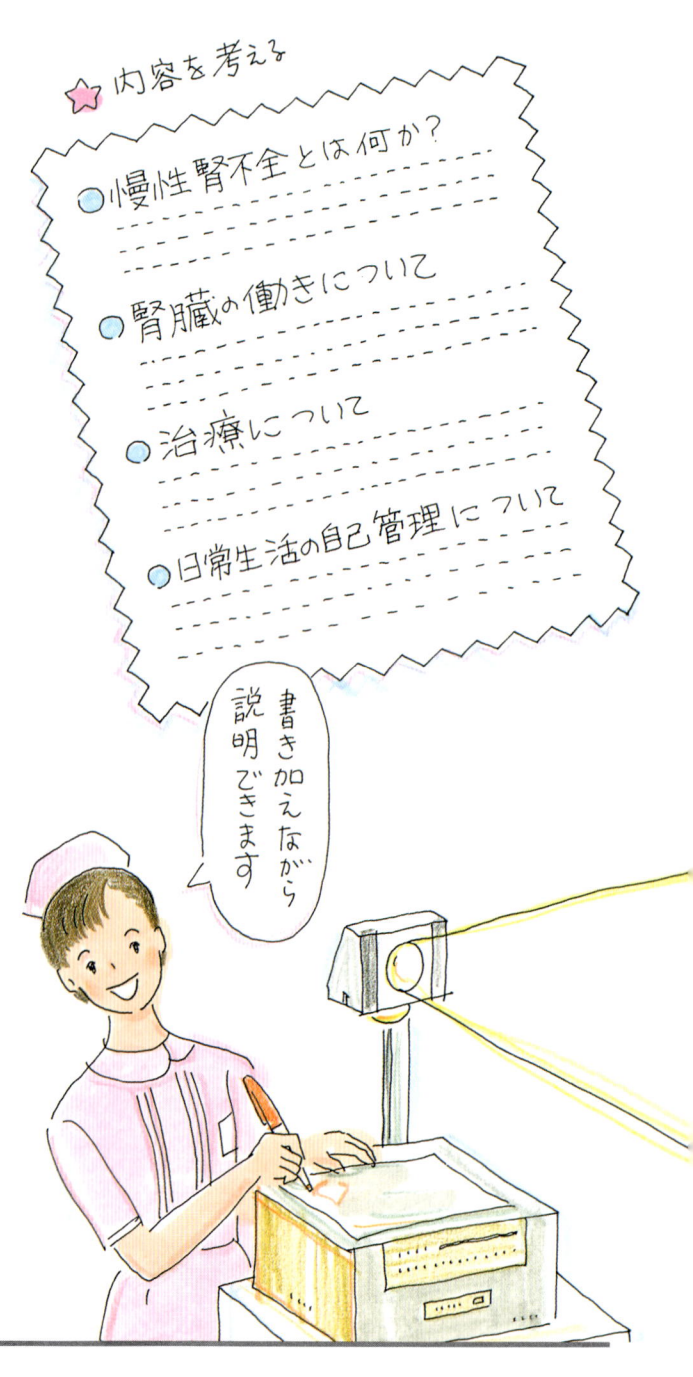

★内容を考える
- 慢性腎不全とは何か？
- 腎臓の働きについて
- 治療について
- 日常生活の自己管理について

書きかえながら説明できます

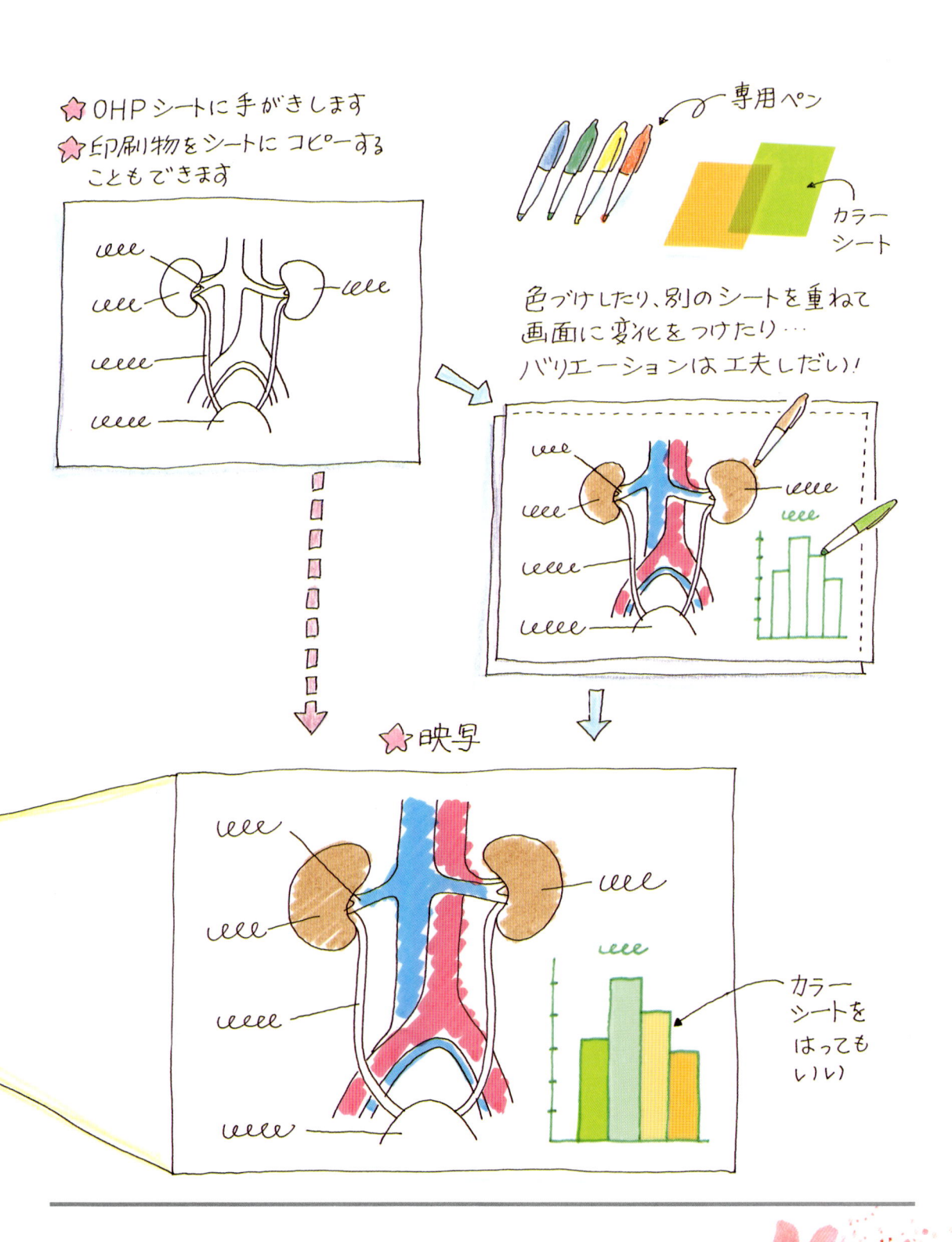

CHECKING & STUDYING

★ OHPシートに手がきします
★ 印刷物をシートにコピーすることもできます

専用ペン

カラーシート

色づけしたり、別のシートを重ねて画面に変化をつけたり…バリエーションは工夫しだい！

★ 映写

カラーシートをはってもいい

PART[3] 計画は患者さんひとりひとりに合わせて

> 指導
> 用具

実物や模型

実際の器具や人体模型、フードモデルなど、実物や模型を使うと説明に現実感がわき、理解しやすくなります。また、検査室や透析室の見学など、事前に実際を見ることで理解を促します。

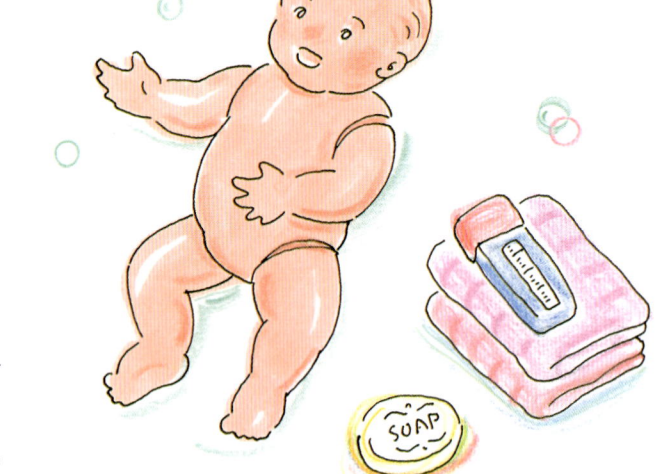

ここがよい点！
- 立体感・現実感があるので、理解しやすい教材です。
- 手で触り、ものによっては動かして、変化を見ることもできます。
- 実際に部屋や物に触れて確認することで、不安が軽減できます。

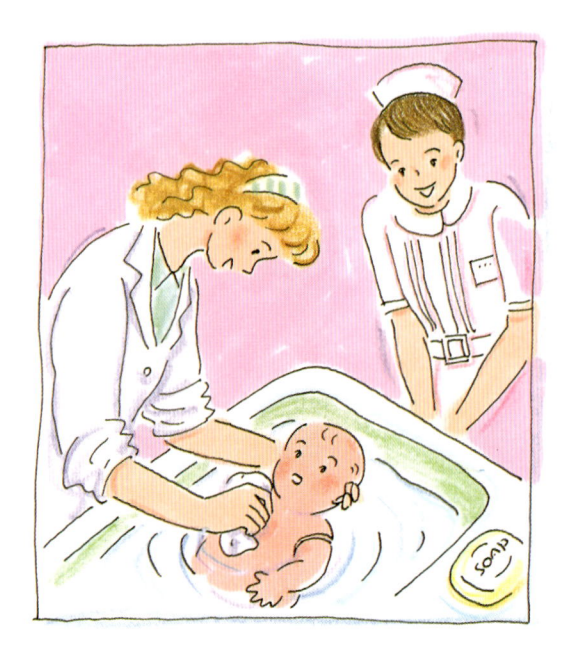

ここに注意
- 実物や模型を見るだけでは、構造や機能まではわかりません。説明を加えないと意味のない場合も……。
- 実物を見ることにより、恐怖感をあおったり、不安を抱くことがないよう、慎重に。

たとえば、こんな指導に活用
献立作成（フードモデルを用いて）
新生児の沐浴（実物大の人形で）
自己導尿（カテーテルを用いて）
透析室の見学
検査室の見学

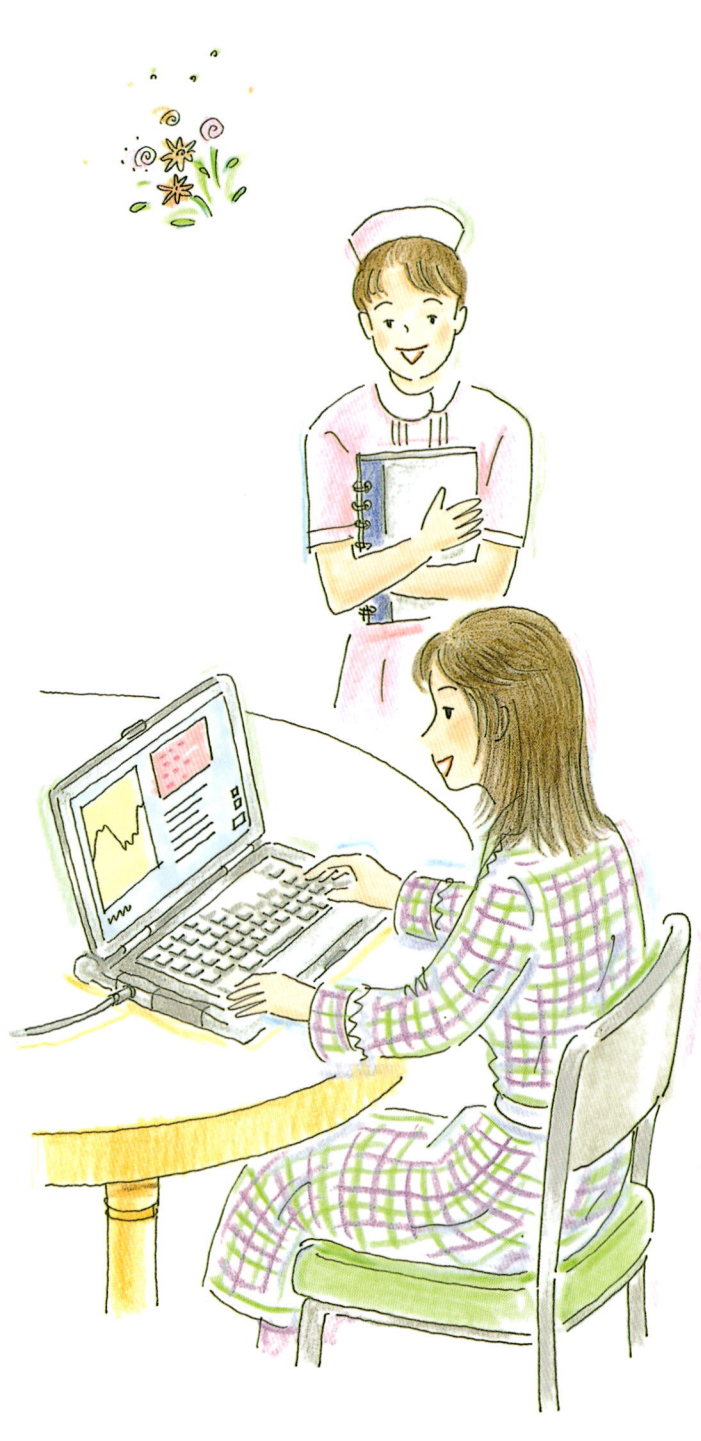

CHECKING & STUDYING

指導用具

CD/DVD

映像や音によって、動きのある情報が一目瞭然にわかります。
個人だけでなく、大映しにすれば、多数の人々を対象に講義資料として活用できます。

ここがよい点！

- 身体の特徴、症状の観察法（視診・聴診・打診）の実際場面を見たり、聴いて学習できます。
- 検査方法（簡易血糖検査・ＣＴ検査・内視鏡検査などの動画）を実際に見ることができます。事前のオリエンテーションに効果的。
- 装置があれば、自己学習ができます。
- グループ学習やディスカッションの資料にも活用できます。

ここに注意

- 視力障害や聴覚障害のある人には、不向き。
- 大部屋ではイヤホーンを用いるなど、音への配慮が必要。
- コンピュータの使用法の知識が必要です。
- よく理解するためには、繰り返し見るか、メモをとることが必要です。

たとえば、こんな指導に活用

検査のオリエンテーション
症状の観察法の実際
術前・術後のオリエンテーション
食事療法の指導
運動療法の指導
ストーマケアの指導

指導用具

コンピュータ・ソフト

パワーポイントなどのコンピュータ・ソフトなら、写真・イラスト・文字などを組み合わせ、ビジュアルでわかりやすい教材を作ることができます。大映しも可能。最新の情報をその場で入力して、データベースとしても活用。情報を修正・追加しながら、継続的に利用できます。

ここがよい点！

- 調査データ・実験データなどを、図表としてわかりやすく映像化できます。
- 身体の特徴、症状の観察法、疾病の特徴・合併症などの資料を映像として見ることができます。
- 検査方法（簡易血糖検査・聴診法・CT検査・内視鏡検査など）を写真やイラストで見ることができ、オリエンテーションに効果的。
- コンピュータがあれば、自己学習ができます。
- グループ学習やディスカッションの資料としても活用できます。

ここに注意

- 視力障害のある人には、不向きです。
- コンピュータの使用法の知識が必要です。
- おおぜいで見る場合は、プロジェクターやスクリーンが必要。
- よく理解するには、繰り返し見るか、メモをとることが必要です。

たとえば、こんな指導に活用

検査のオリエンテーション
症状の観察法の実際
術前・術後のオリエンテーション
食事療法・運動療法の指導
義肢・装具の使い方

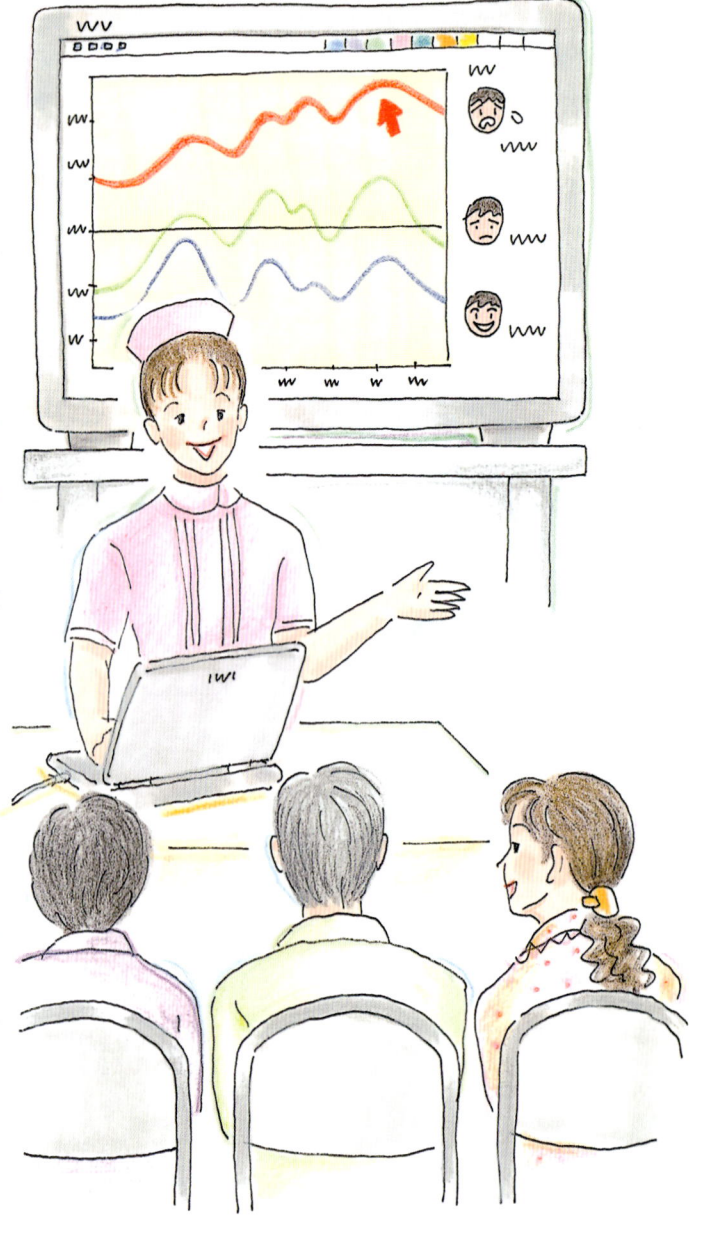

CHECKING & STUDYING

指導用具

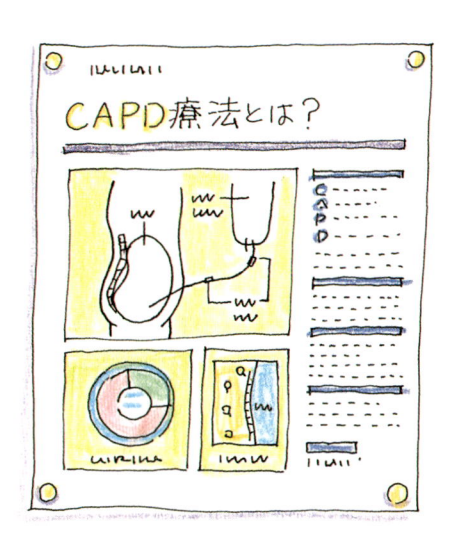

ポスターやフリップ

目につくところにはったり、立てかけたりすることで、多くの人の関心や興味を引きます。
集団指導やベッドサイドでの説明の際にも、立てかけて使えます。

ちょっと おしゃれに
フリップを
立てかけて…

ここがよい点！
●ひとりひとりに声をかけなくても、多くの人に呼びかけることができます。
●検査室や診察室の入り口に必要な情報を掲示しておくと、説明がなくても、検査や診察の流れを一応理解することができます。

ここに注意
●印象の薄いものは、見逃してしまいがち。絵や文字は大きく、カラフルに。
●製作のための費用や人材が必要です。

たとえば、こんな指導に活用
検査法の説明（検査室の前に掲示）
外来での案内（診察室の前に掲示）
食事指導（ポスター）
入院生活の送り方（ポスター）

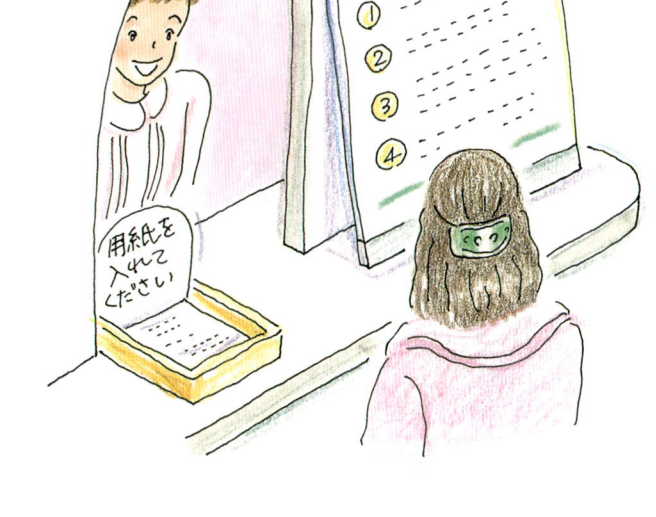

PART[3] 計画は患者さんひとりひとりに合わせて

Art of Nursing
PART [4]

指導をスムーズに実施するために

時間が足りない、うまく説明できない、患者さんが受け入れてくれない、etc。
指導を成功させるためには、状況に応じて、柔軟に対応していくことが大切。思いどおりに進まないからと失望するより、計画を練り直す、ほかのスタッフに相談するなど、臨機応変に対応を！
患者さんの状態や気持ちを受けとめながら、進めていきます。

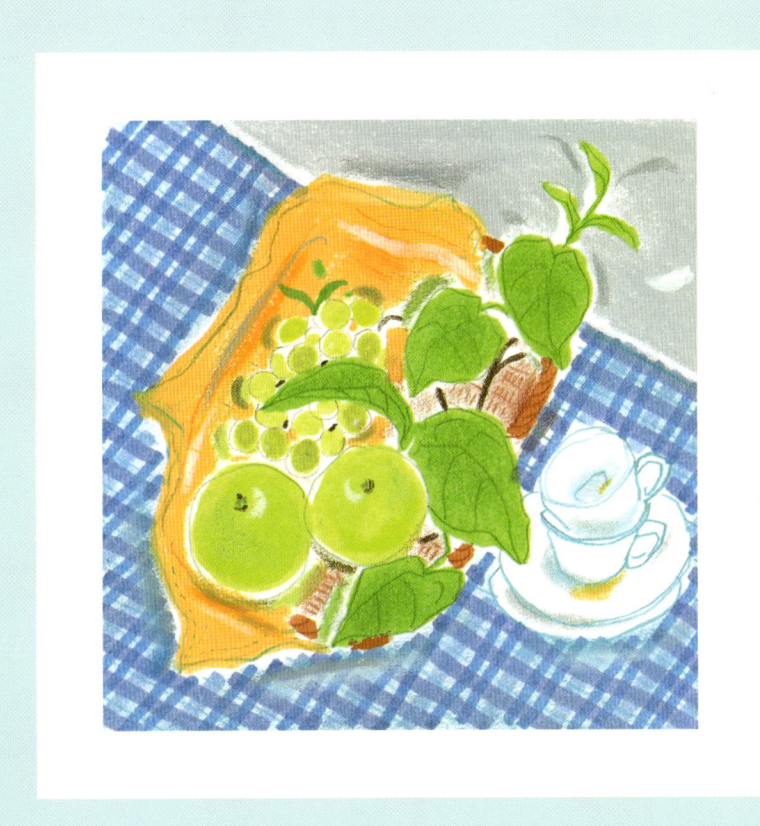

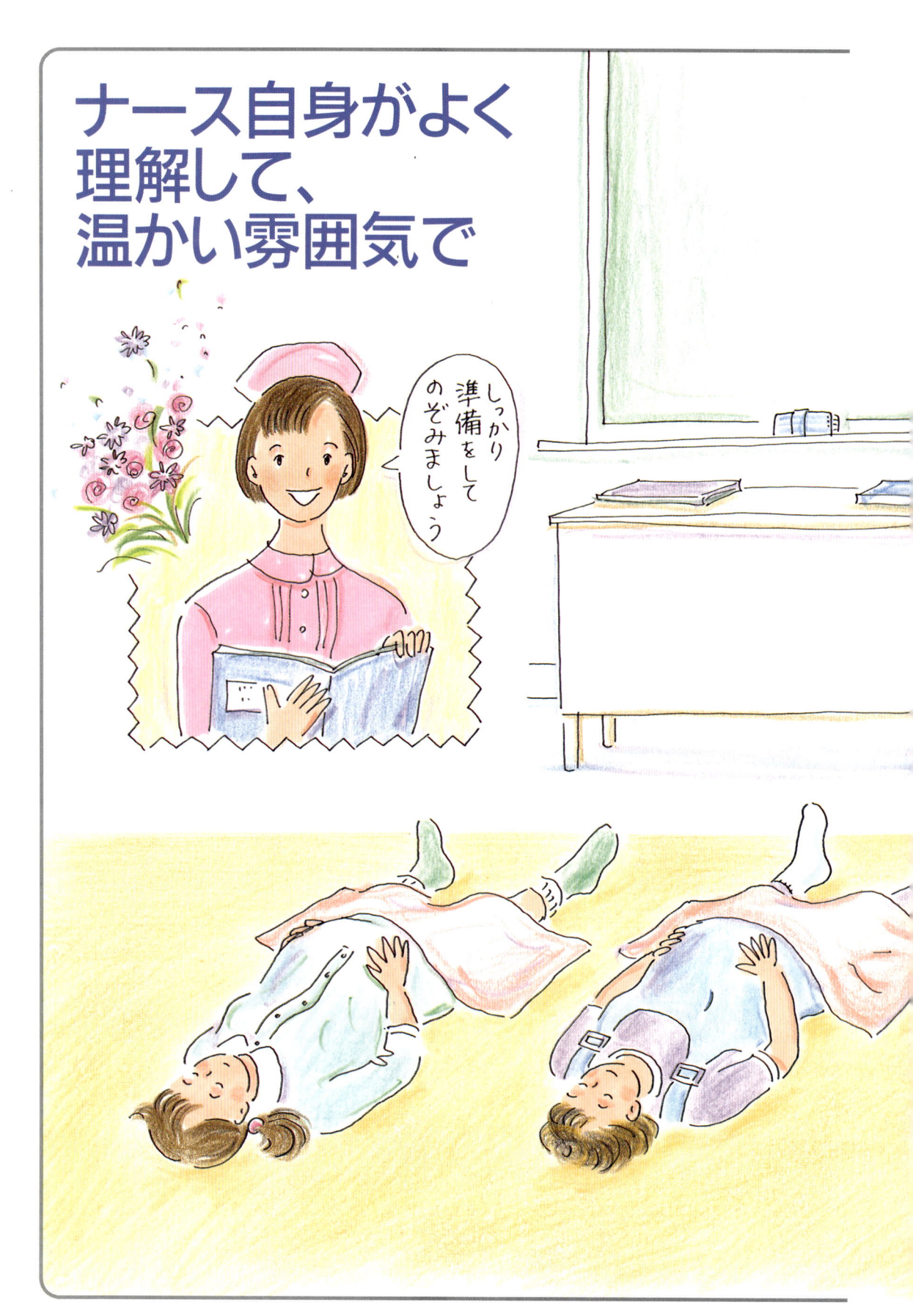

ナース自身がよく理解して、温かい雰囲気で

しっかり準備をしてのぞみましょう

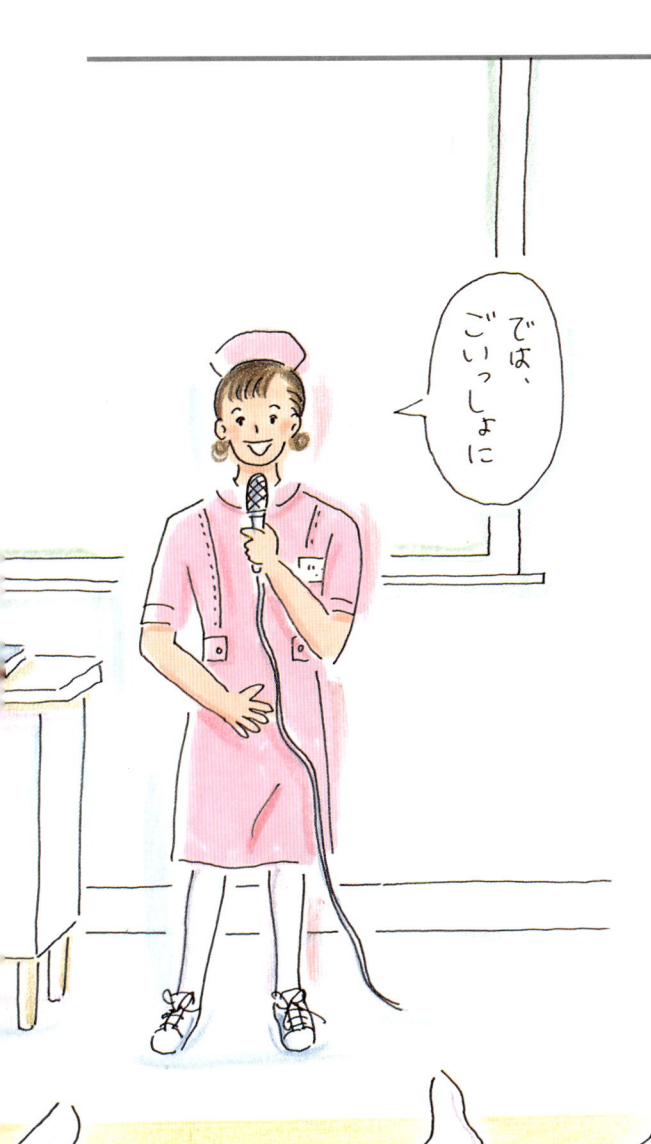

ナース自身も、予習・復習を

わかっているつもりでも、いざ、患者さんから質問が出てみると、答えがあやふやになってしまったり……。つい、テキストの内容を読みあげてしまったり……。

ナースが十分理解していないと、患者さんも理解できないばかりか、指導への不信にもつながります。

教える内容は、ナース自身も予習・復習。自信を持って教えられるようにしておきます。

実演中の「あっ、しまった！」に気をつけて

血糖の自己測定を実演中のAナース。

「あれっ、おかしいわねえ」

と、何度も操作のやり直し。どうやら、器械の故障のようです。

実演を行う際には、器械や器具など故障がないか、あらかじめチェック！ ひとつひとつの操作を順を追って、正確に見せるようにします。

器具の故障・準備不足などは、患者さんが混乱するもと。

命令口調や、押しつけるような態度は禁物！

「吉田さん、この間教えたこと、やってみせて」

「小川さん、ここの部分を必ず、覚えましょう」

などなど。ナースは、指導というと構えてしまい、知らず知らず、命令的な口調や押しつけるような態度になってしまうことがあります。

ナースの働きかけは、あくまで、患者さん自身が取り組むためのお手伝い──。温かい、受容的な態度で、いっしょに勉強していくつもりで接したいもの。あまりに押しつけるような態度は、患者さんにいやがられます。

時間が足りないと嘆く前に

"時間がない"は、ナース共通の悩み

「あー、忙しい！ 時間がない。指導の時間なんてどこにあるの！？」

"時間が足りない"のは、ナース共通の悩みですね。でも、"時間がないから、いい指導ができない"とあきらめるのは、ちょっと待って！

"日常のケアの中で教える"

"1回にひとつのことだけ話し合う"

"パンフレットを手元に置いて、繰り返し読んでもらう"

"どうしても必要なことだけ、重点的に教える"

など、さまざまな工夫で、少ない時間を生かすことはできそうです。

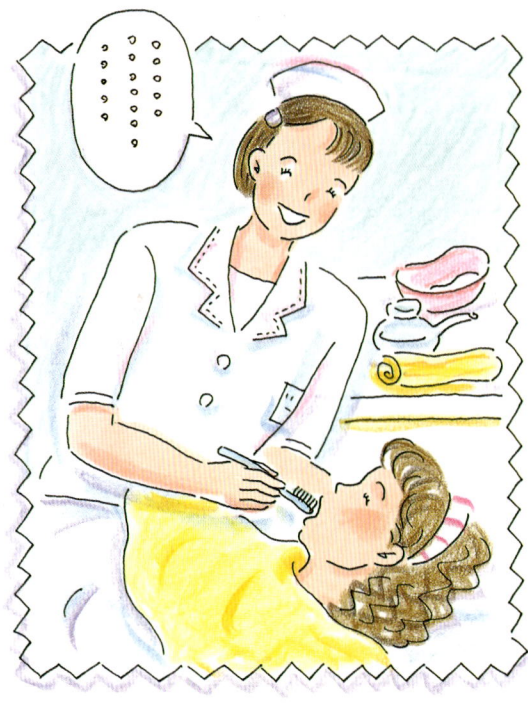

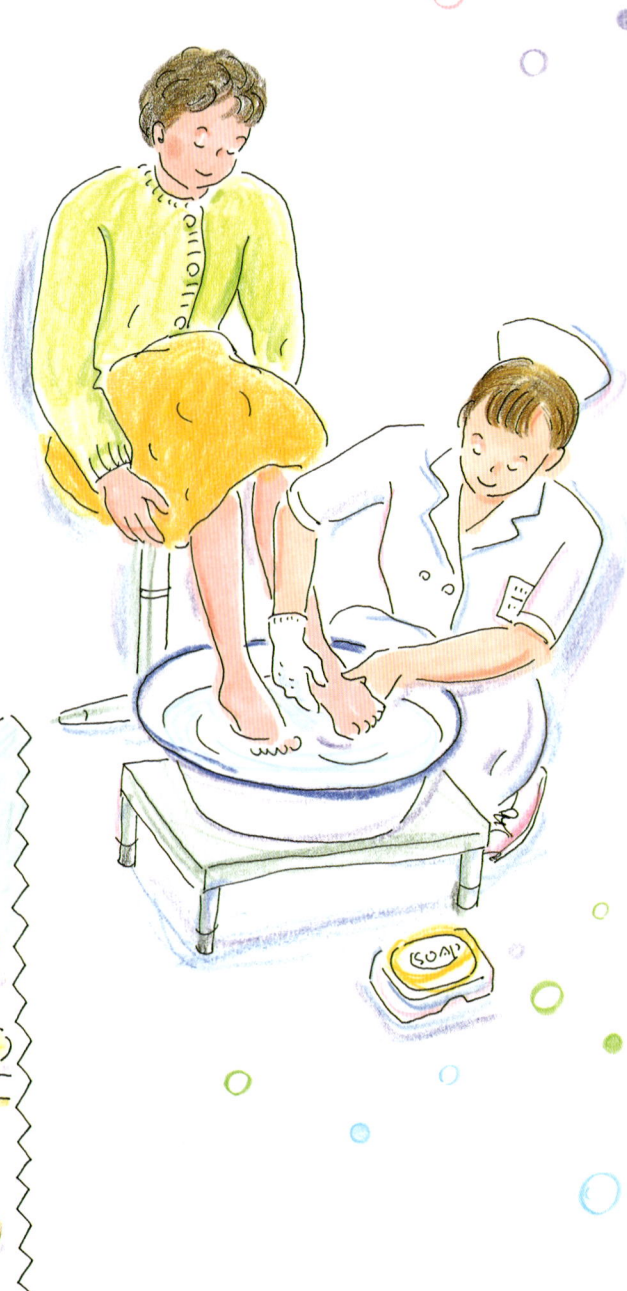

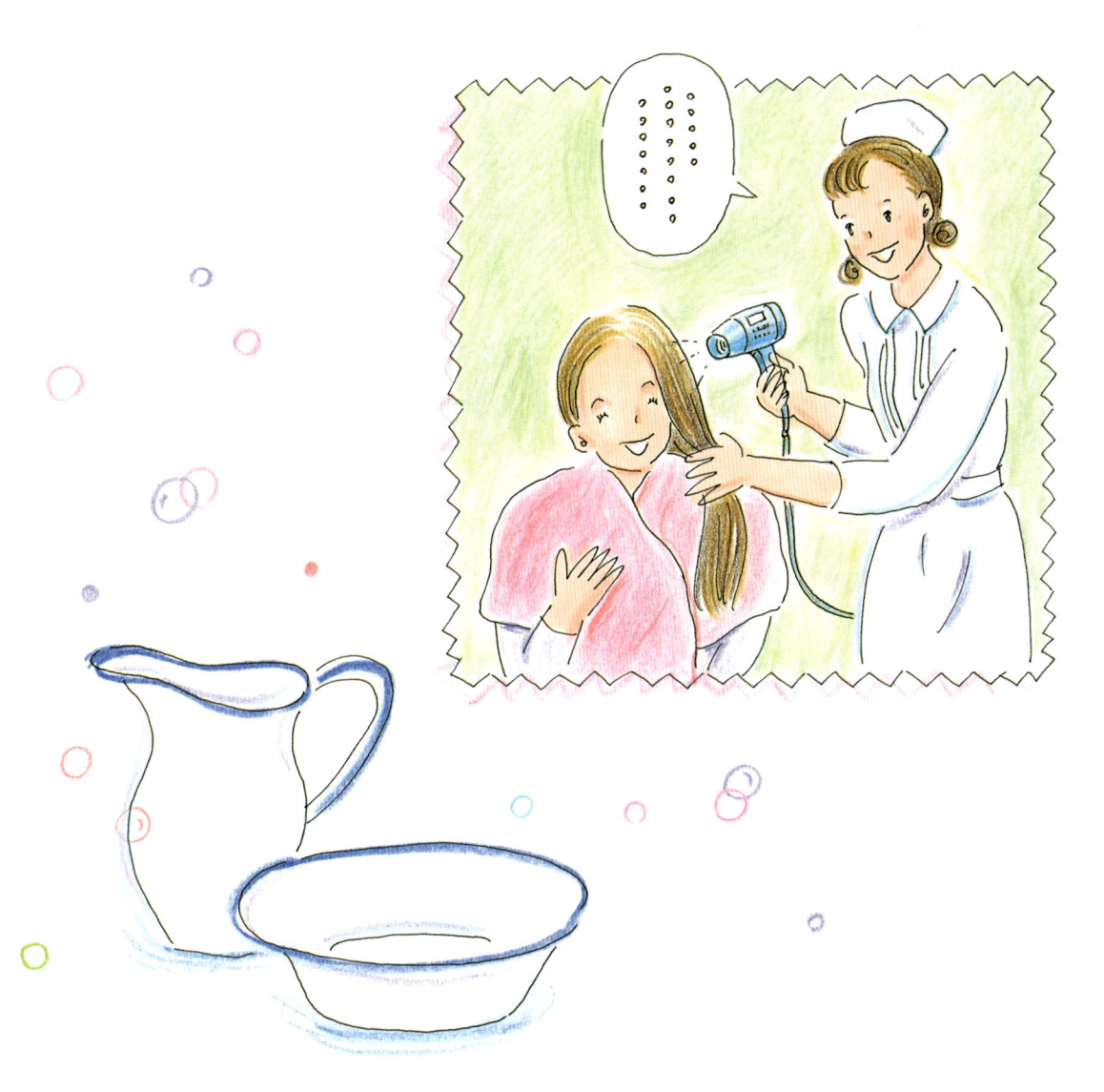

患者さんが知りたい時が、指導のチャンス!

「いつになったら、動けるようになるのかなあ」
清拭中、患者さんがもらした言葉をとらえたAナース。
「動けないのは、おつらいですね」
と患者さんの気持ちをまず受けとめ、現在の病状と安静の必要性、徐々に運動量を増やしていくリハビリの概要などを説明しています。指導は患者さん自身が必要を感じた時、すぐに行うと、もっとも効果的。計画にこだわり、指導のチャンスを逃さないようにします。

いっぺんに詰め込むと、消化不良!?

いっぺんに、あまりたくさんのことを説明すると、患者さんには重荷。"消化不良"を起こし、
「こんなむずかしい勉強は無理です」
などと、やる気をなくしてしまうことがあります。計画はいっこうに進まず、ナースも失望。結局、時間をむだにする結果に……。
指導前、十分にアセスメントし、その人が実行できる計画を立てて進めることが、結果的には時間を節約してくれます。

柔軟な対応が、指導のコツ

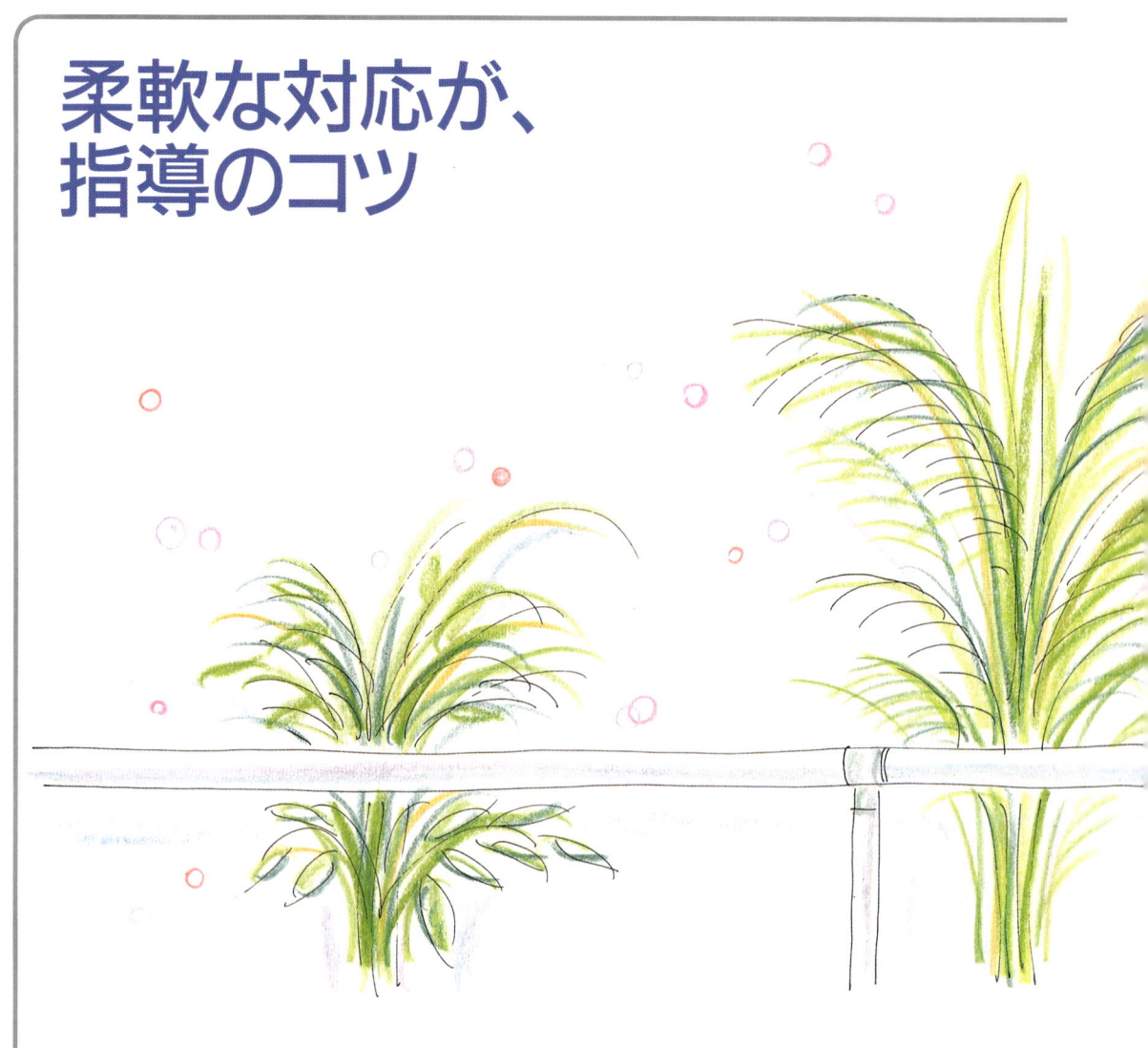

悪い点を責めるより、よい点に注目!

「また、体重増やしたの? どうして守れないの!」
怒ったようなナースの言葉に、透析患者の原さんは、不服そうな表情です。
患者さんの悪い点に注目し、相手を責めても、プラスの状況は生まれてきません。
患者さんは自信を失うか、ナースに反抗的な態度をとるようになります。
悪い点を強制しようとするより、よい点に注目！よい点を認め、ほめたほうが、患者さんの意欲を刺激します。

悩みのタネ──指導の守れない患者さん

一生懸命教えても、指導の守れない患者さんには、"自分のことなのに、どうして守れないの！"などと、ナースも怒りを抱いてしまうことがあります。
でも、守れない自分を心のどこかで責めているのは、患者さんも同じ──。そんな時こそ、努めて患者さんのそばにいて、揺れ動く気持ちを受けとめたいもの。
安心して話せる関係の中から、どこがネックになっているのかを把握して、アプローチを工夫します。時には、患者さん自身に考えてもらうのも一案です。

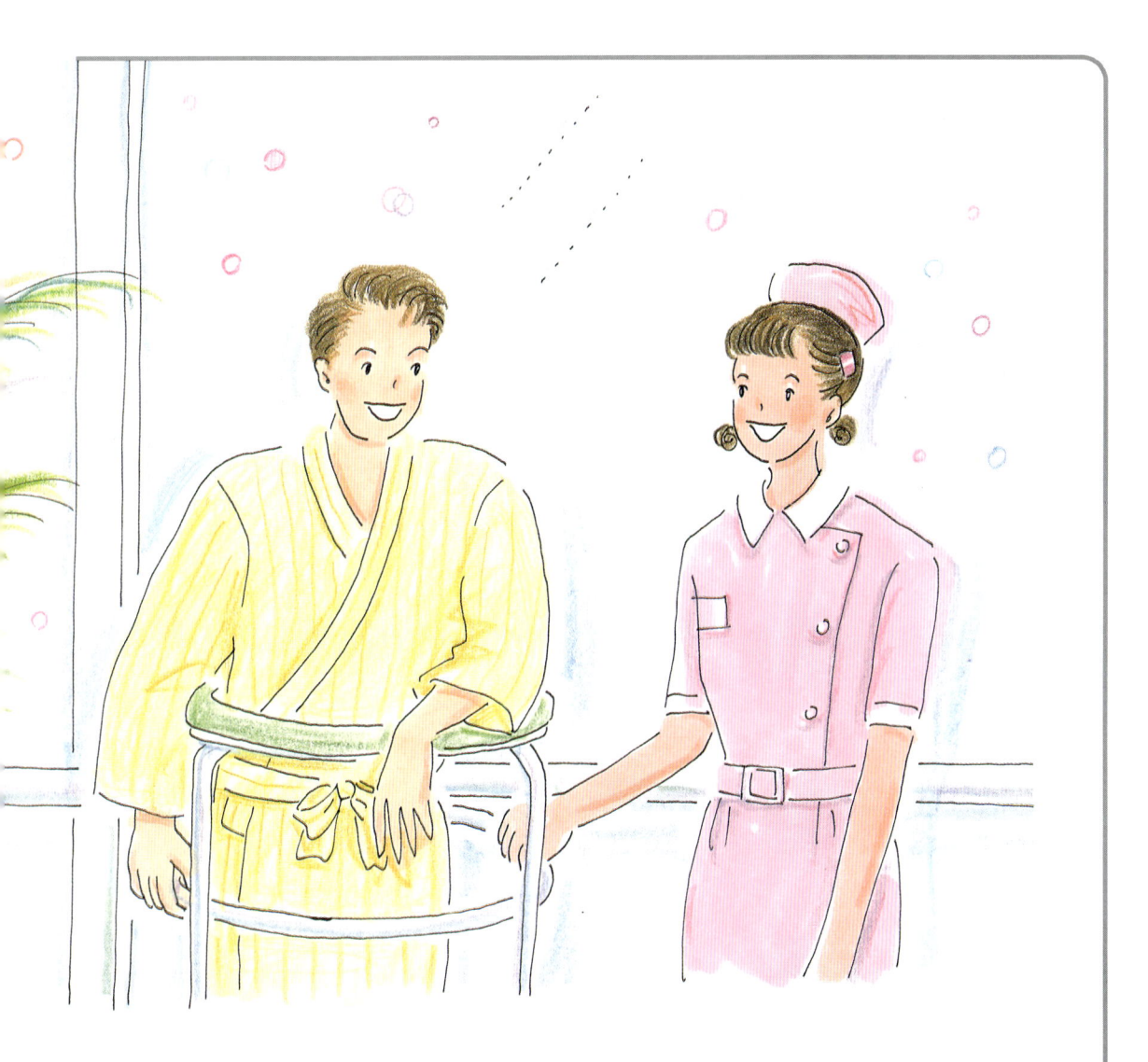

熱心なナースほど陥りやすい"無力感"

指導が思うように進まない時、"こうあってほしい"と一生懸命取り組んできたナースほど、無力感に陥ってしまいます。

こんな時、自分で何とかしようとこだわらず、カンファレンスで、ほかのスタッフのアドバイスを受けることも大切です。

"何でわかってくれないの"と嘆く気持ちが、"実はナースの都合だけ押しつけていた"と、視点を変えてみられるようになる場合も──。

そのほか、医療・福祉の制度や機関を利用するなどのアプローチも忘れずに。

主治医やほかのスタッフとの調整を怠ると、トラブルのもと

主治医やコメディカルスタッフとの調整を行わずに、ナースのみで指導を進めようとすると、思わぬトラブルが──。

「断りなく、説明されては困る」
「指導方針が違う」

などと、患者さん不在のすれ違いが演じられる可能性も。

医師・ナース・PTなどが連携して指導を進めた時、やはり、指導効果はあがります。バラバラな指導はむだも多く、患者さんにも迷惑。ナースが調整役になる必要がありますね。

PART[4] 指導をスムーズに実施するために

患者さんが
わかってくれないと
嘆く前に──
説明時はここに注意!

あんなに症候群!?
● "あんなに説明したんだから、相手はわかっているはずだ"という思い込みを、まず捨てます。自分の言いたいことを言いっぱなしにせず、必ず患者さんの反応を確かめたり、質問を受けたりします。

● "この間、あんなに説明したのに"と嘆いても、指導には何のプラスにもなりません。患者さんが理解してこそ、意味のある説明。理解できなかった点、忘れてしまった原因をアセスメント。指導のしかたを検討します。

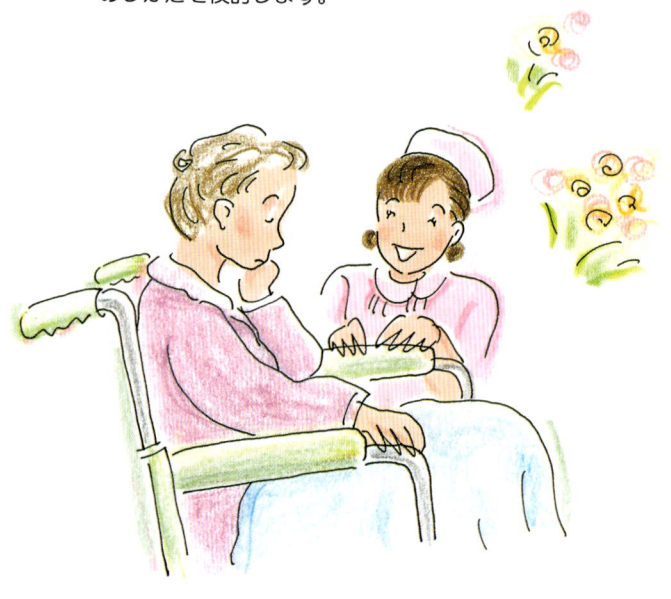

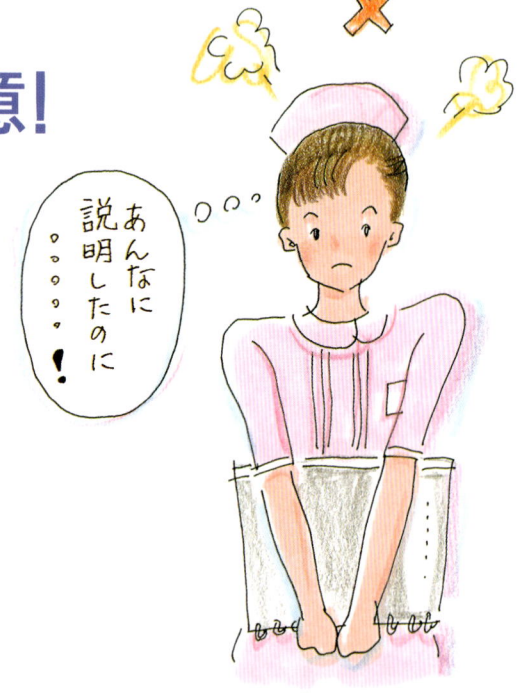

患者さんの状態は?
●ナースが説明している間、患者さんは心配事に気をとられ、心は上の空──ということも少なくありません。これでは、ナースがいくらていねいに説明しても、受けとめてもらえません。
絶えず、患者さんの反応・状態を観察。心配事は指導に優先させて、解決!

●相手にとって必要な時に、必要なことを話すのが、もっとも理解されやすい説明となります。タイミングやチャンスを逃さずに話すことが大切。

●指導・指導と大上段に構えると、つい上から見下ろす態度に。患者さんの反応が見えにくくなります。患者さんと同じ目の高さで、肩肘張らずに接したいもの。

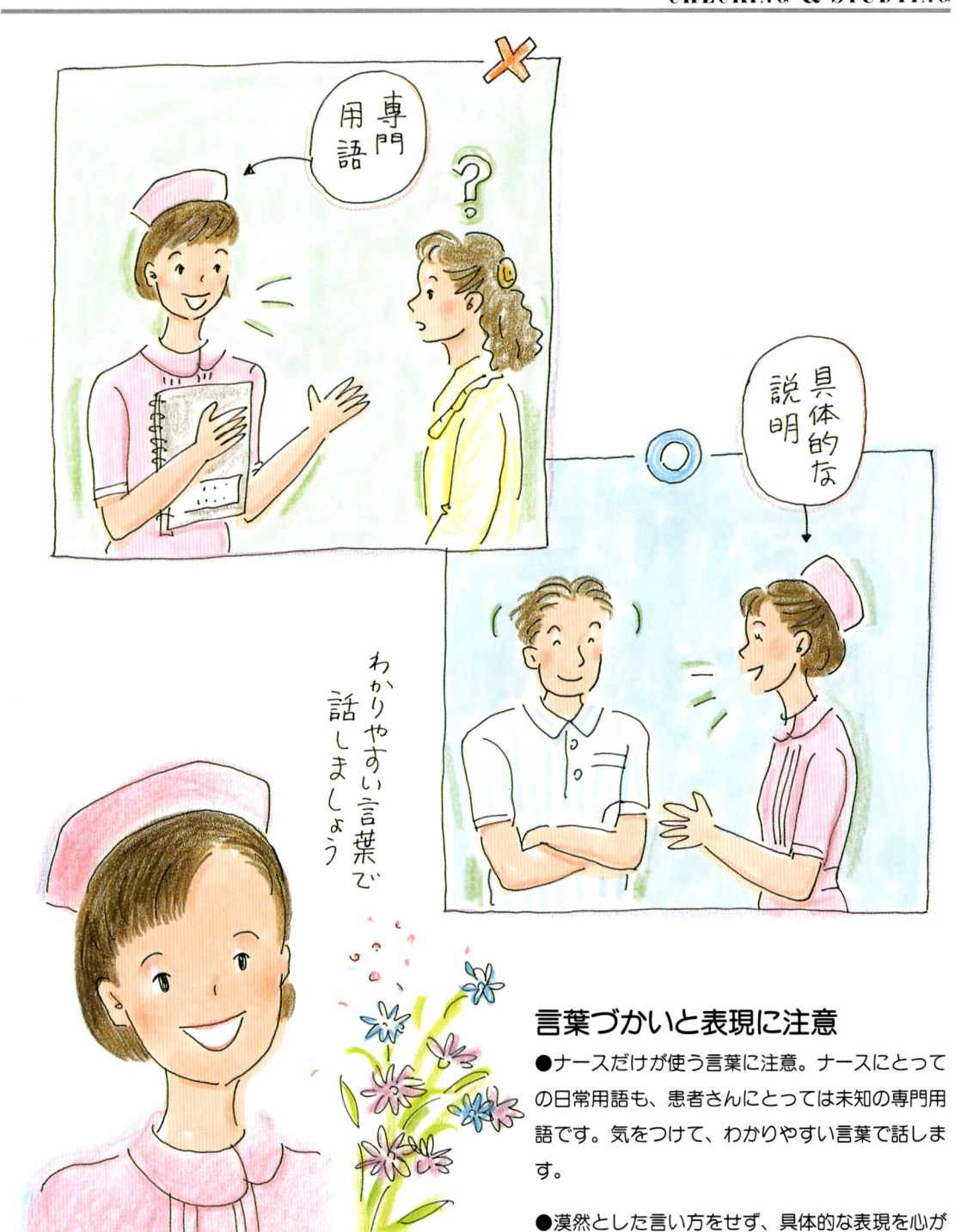

CHECKING & STUDYING

専門用語

具体的な説明

わかりやすい言葉で話しましょう

言葉づかいと表現に注意

●ナースだけが使う言葉に注意。ナースにとっての日常用語も、患者さんにとっては未知の専門用語です。気をつけて、わかりやすい言葉で話します。

●漠然とした言い方をせず、具体的な表現を心がけて。例をあげる、身近なものにたとえる、などの工夫も必要です。

Art of Nursing
PART [5]

適切な評価は指導効果をあげるカギ

"患者さんは、どれくらい理解できた?"
"ナースは、満足のいく指導ができた?"
評価は、指導期間中繰り返し行うと、指導内容を見直すよいチャンスになります。足りない点や指導しなおす点を、タイミングを逃さずチェック!
進歩の度合いがわかると、患者さんにも励みに。指導内容に合った評価法を組み合わせて、継続して行います。

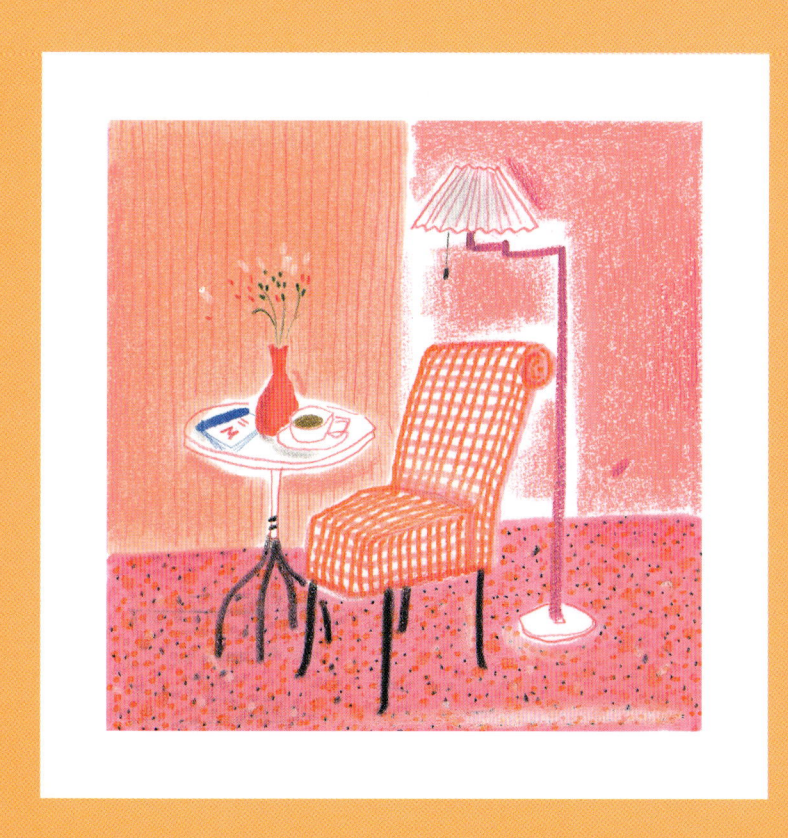

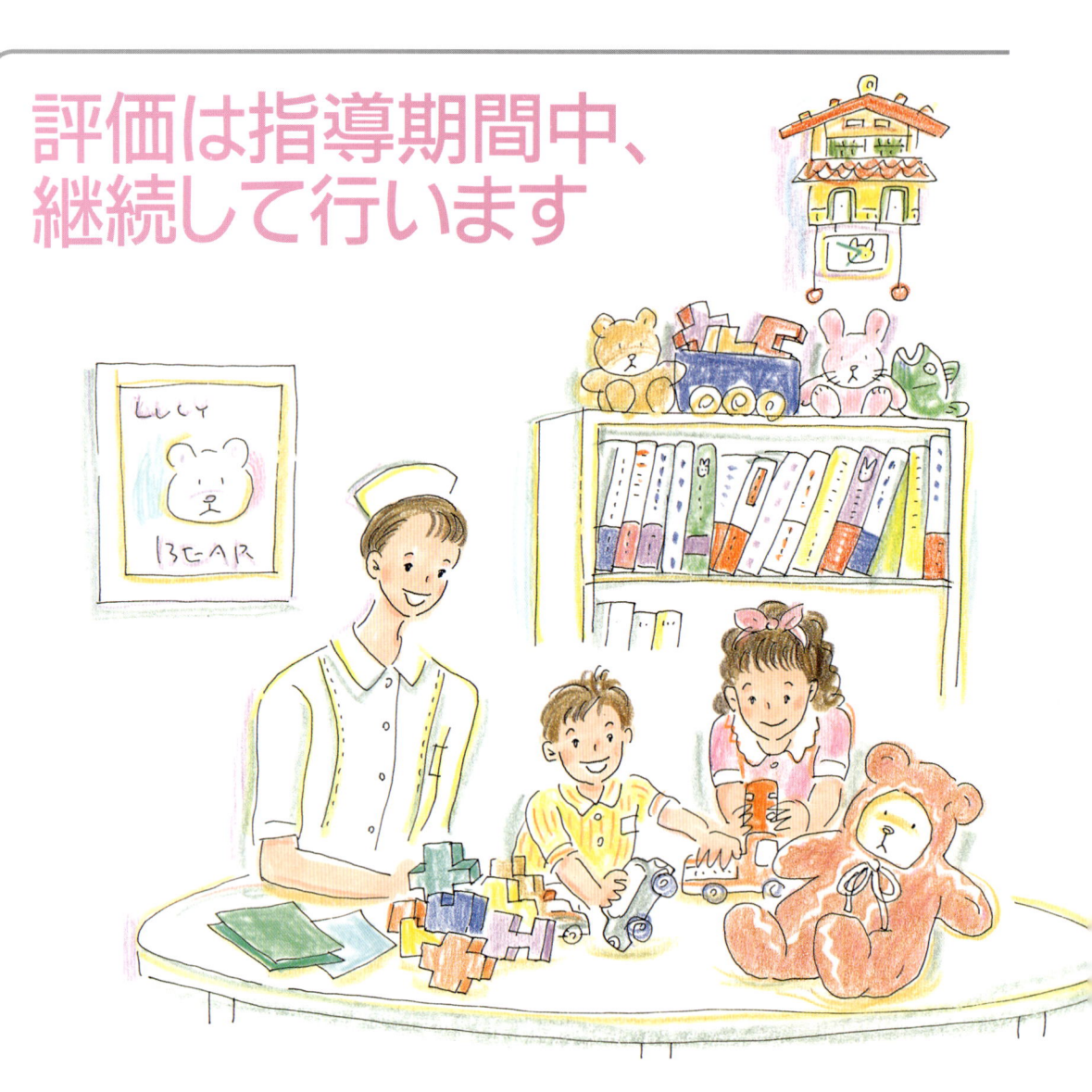

評価は指導期間中、継続して行います

評価は、指導期間中、何度も行います

評価は、指導の最後に行うだけでなく、指導期間中、継続して行うことで、活動の指針になります。
"この点は指導しなおしたほうがよい"
"これを、つけたしたほうがよい"
など、軌道修正が必要な点を、時期を逃さず、キャッチ！ 指導方法を再考するチャンスとして、生かします。

患者さんだけでなく、ナース自身の評価も

"患者さんが、必要な課題をどのくらい学習した？"
"ナースがどのくらい指導できた？"
評価は、患者さんの学習成果を見るだけでは、片手落ち。ナースの指導能力・指導方法も含めて検討します。
結果がよくない場合は、再びアセスメント。評価が、指導過程をやり直す出発点になることもあります。

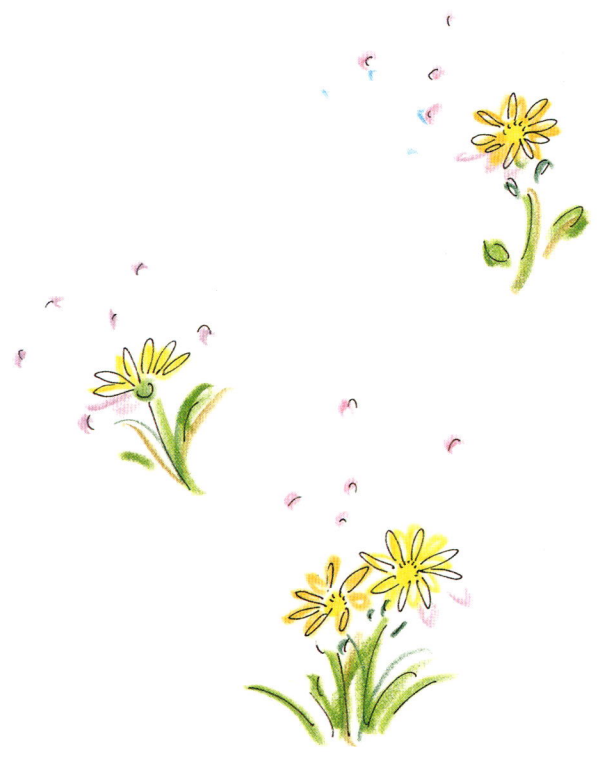

進歩の度合いを知らせると、患者さんにやる気が

「田村さん、操作がとても正確になってきましたね。練習の成果ですね。あと、液の吸い上げさえマスターすれば、満点です」
インスリンの自己注射の練習に励む田村さんは、顔をほころばせ、その後も熱心に練習しています。
進歩のようすや度合いは、患者さんに知らせると学習の励みに。ますます、努力しようという動機づけにもなります。

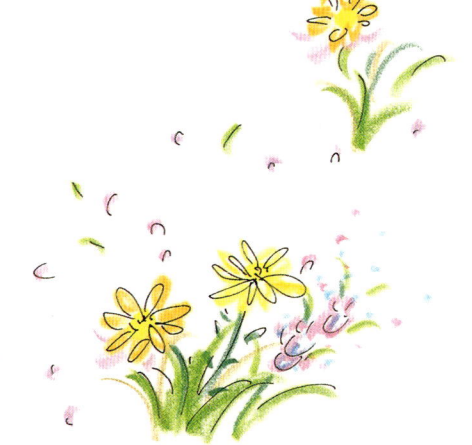

評価は、できることを中心に

「鈴木さんは、食品交換表と低血糖のことが、答えられませんでしたね」
ではなく、
「鈴木さんは、糖尿病の原因については、すらすらお答えになり、だいぶ勉強されましたね。これから、食品交換表と低血糖のことについて、いっしょに見ていきましょう」
などと、できないことではなく、できることに注目し、評価していきます。
できないことを指摘され続けると、患者さんはやる気がうせてしまいます。
できることを励みに、できないことにトライ！

患者さんの自己評価は？

ナースが評価するだけでなく、患者さん自身はどう思っているのか、自己評価もたずねてみます。ナースは、
"もうリハビリも十分。退院も間近だわ"
と思っていても、当の患者さんは、
「リハビリもやっと慣れたところで、まだまだです。自分のことが自分でできるまで、退院は先の話です」
などと、評価にずれのあることが。ナースが一方的に評価して、指導を打ち切ったり、進めたりすると、患者さんは不満を抱いていることがあります。

指導内容と患者さんに合った評価法を選びます

指導内容とその患者さんに合った評価法を選ぶと、指導効果はぐんと上がるもの。患者さんに威圧感を与えないよう気をつけて、いろいろな評価法を活用します。患者さんだけでなく、ナース自身への評価も忘れずに。

インスリン自己注射・チェックリスト

月 日　患者氏名　　　　指導者

	YES	NO
★注射液		
インスリンの名前を知っている		
自分の指示・単位数を知っている		
★手洗い		
施行直前に手洗いをしている		
★インスリンの吸い上げ		
びんの先端を汚染しないで扱える		
針をびんに汚染しないで刺せる		
びんに空気を注入する		
正確な量の液を吸い上げる		
注射器から空気を抜く		
針の先を汚染せずにトレーに戻す		
★皮膚の消毒		
注射部位を正確に選ぶ		
消毒綿で3回ふく(右側・左側・中央)		
★・・・・・・		

> 行動の順に並べると進みぐあいがひと目でわかります

CHECKING & STUDYING

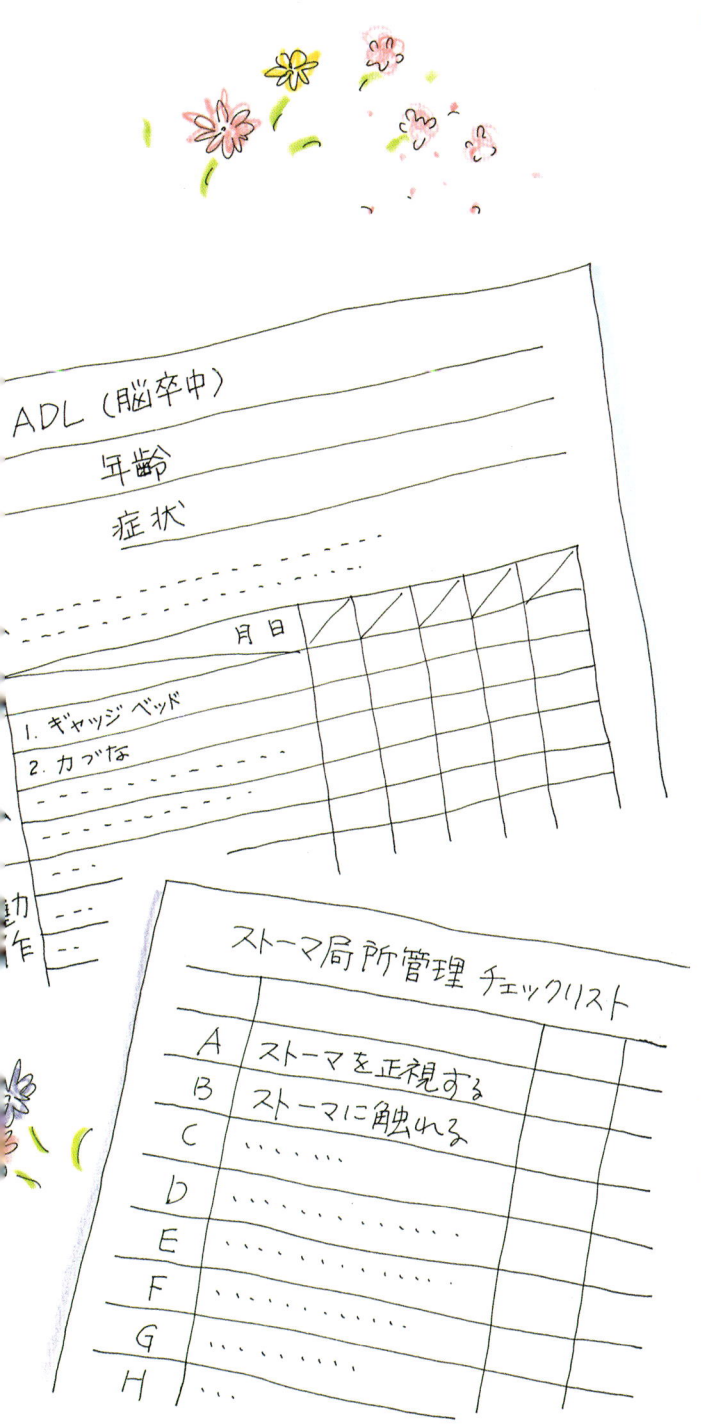

評価法
チェックリスト

もっとも一般的な評価法。段階を追って細かくチェックしていくので、患者さん自身も、ナースも、いつでも学習の進みぐあいを確認できて便利です。

ここがよい点！
- ひとつひとつの項目は簡潔に、広範囲にわたって作成すると、多くの内容を評価できます。
- 行動の段取りの順に並べておくと、どこまでができて、どこからが課題か、ひと目でわかります。
- 患者さんも、ナースも、いつでもどこでも活用できます。

ここに注意
- チェックリストの内容は、一般的になりがちなので、個別の問題を見逃さないよう注意が必要。
- 複数の人に使って、チェックリストの評価をし、不備な点を修正します。
- ほかの評価法と併用したほうが安全。

たとえば、こんな指導に活用
術前・術後の指導
四肢麻痺患者のリハビリテーション（ADLの変化）
自己採血法の指導

評価法
口述テスト

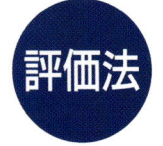

個人面接とあわせて行うと効果的。質問しながら、患者さんの理解度や実践状態をチェックします。ナースからのアドバイスも、同時に行えます。

ここがよい点！
- 事前に準備して、生活状況に合わせた質問をすれば、個別の評価ができます。
- 「はい」「いいえ」で答えられない質問によって、理解度から実践度まで評価できます。
- 質問のしかたによっては、将来の方向づけもできます。

ここに注意
- 尋問されている感じを与えないよう注意。
- 質問項目を事前にチェック。回答できない質問の場合は内容を変更します。
- 実施に、かなり時間がかかります。

たとえば、こんな指導に活用
胃切除患者の食事
心臓病・肝臓病患者の安静度
肛門部術後患者の坐浴法
透析患者の自己管理

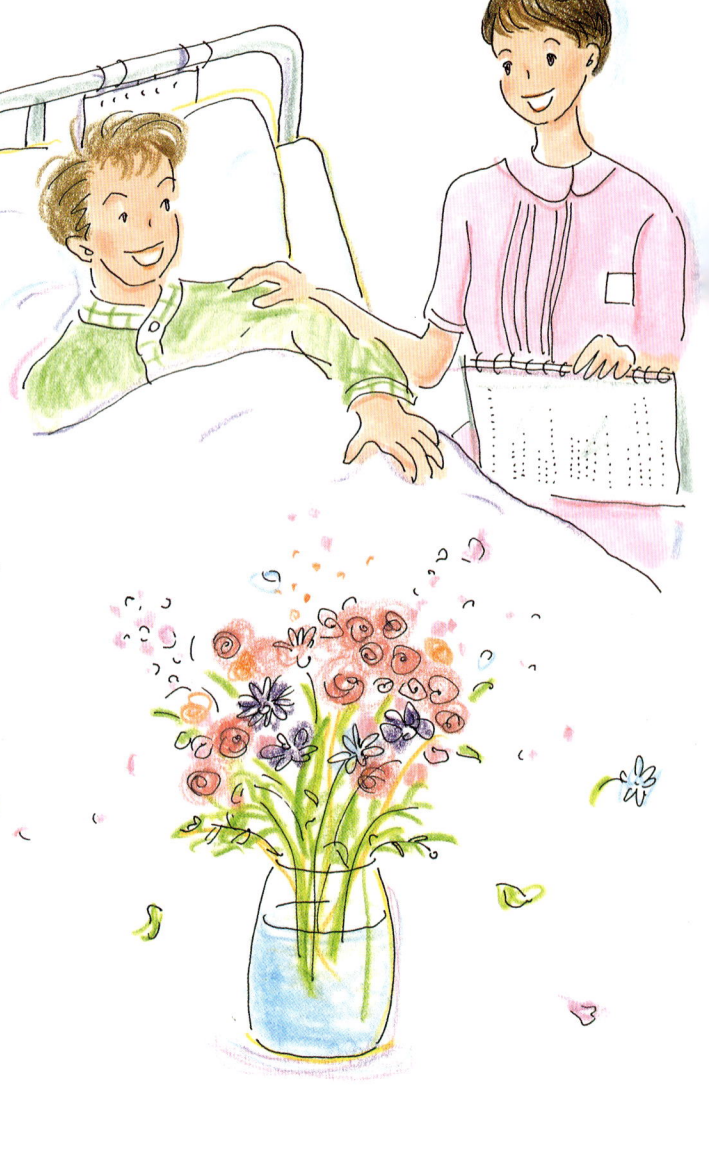

CHECKING & STUDYING

★ 質問リスト（例：透析患者）

実施年月日　　　　　氏名　　　　　　年齢　　　　（男　女）

A. あなたの毎日の食事の所要量は、現在どのくらいに制限されていますか？
　1) 塩分は1日に[　　]gで、それは小さじ[　　]杯に相当します。
　2) 蛋白質は1日に[　　]gまで、卵1個、牛乳200mlをとった場合、残りは 鶏のささみ[　　]gに相当します。
　3) 水分は1日に[　　]mlまでは許可されており、いつも使用するコップ[　　]杯に相当します。

B. これからあげる加工食品に含まれている食塩量をお答えください。その中に、あなたがよく使う食品はありますか？
　みそ（みそ汁1杯分）---------[　　]g
　のり 茶漬け（1回分；1袋）-----[　　]g
　インスタントラーメン（100g；1袋）--[　　]g
　カップヌードル（80g；1個）-----[　　]g
　福神漬け（20g）------------[　　]g
　いかの塩辛（20g）-----------[　　]g
　かまぼこ（3切；約50g）--------[　　]g
　食パン（8枚切を2枚）---------[　　]g

C. 毎日の生活で、気をつけているかどうか、お答えください。
　また、それについて、どのような工夫をしていますか？
　1) シャント音を定期的に聴く（　　）
　2) 毎日体重測定をする（　　）
　3) 血圧測定をする。特に上昇に気をつける（　　）
　4) 貧血予防のため造血効果のある食品を食べる（　　）
　5) カリウムの制限を行う（　　）
　6) 塩分の制限を行う（　　）

　総合評価 [　　　　　　　　　　　　]

評価法

ペーパーテスト

指導を行う前と後に、同じペーパーテストを実施すると、患者さんの理解度、指導内容や方法が適当かといったことが、いっそう、はっきりとわかります。

ここがよい点！
- 患者さんの理解度が、客観的にわかります。
- 費用もかからず、比較的簡単に作成することができます。
- ペーパーを配り、回収すればよいので、時間の節約になります。

ここに注意
- 患者さんに威圧感を与えることがあります。
- 患者さんには、ペーパーテストに応じられるだけの知識と、読み書きの能力が必要。
- 書くことと、実際に行うことは一致するとはかぎりません。
- テストの内容に妥当性を持たせるには、専門家の知識が必要。

たとえば、こんな指導に活用
糖尿病患者の献立作成
インスリンの単位と注射量
喘息患者の呼吸法
ストーマケアの手順
人工透析者のシャント部の管理法

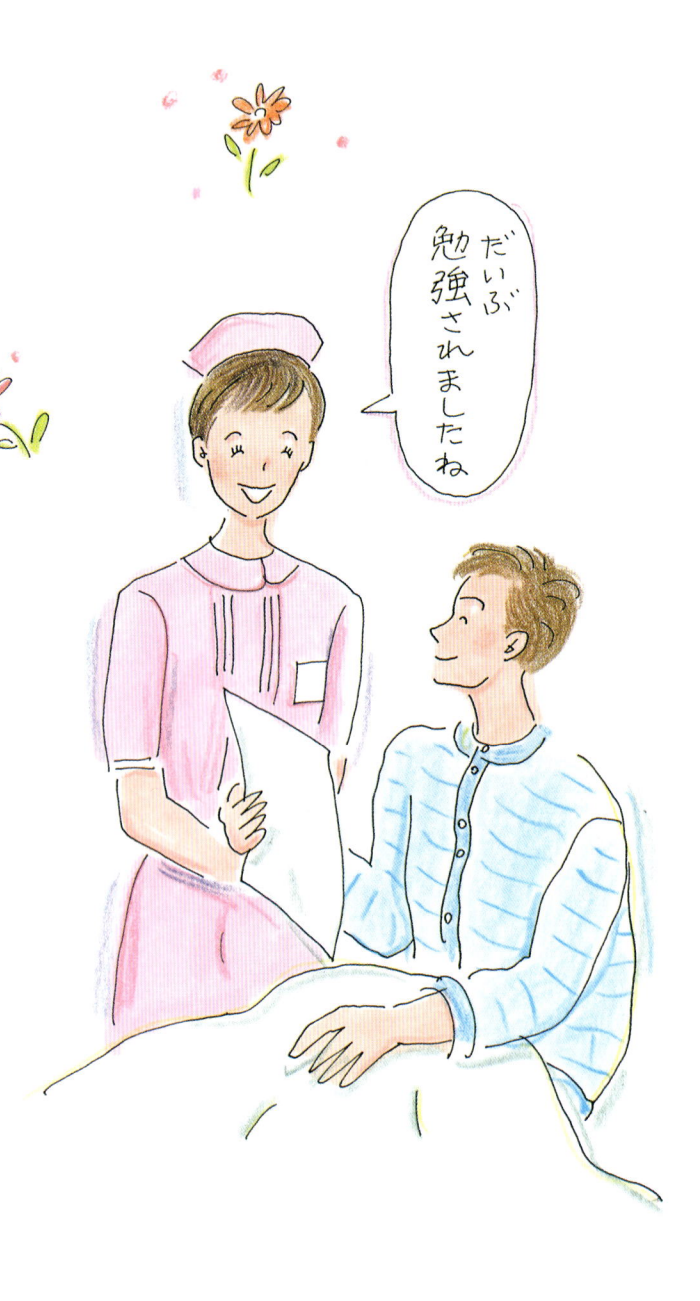

だいぶ勉強されましたね

CHECKING & STUDYING

★ ペーパーテスト（例：糖尿病）

| 実施年月日 | 氏名 | 年齢 | （男　女） |

A. あなたの食事の所要量は、現在1日どのくらいに制限されていますか？ 数字を入れてください。

　1日 ……… □ 単位
　1単位は ……… □ kcal
　1日に ……… □ kcal

B. 1日摂取単位を各表に分類してください。

	表	主な食品	単位
糖質	表1	穀類・いも類・豆類	
	表2	果物	
蛋白質	表3	魚・肉・卵・大豆製品など	
	表4	牛乳・乳製品	
脂肪	表5	油脂	
ビタミンミネラル	表6	野菜・海藻・きのこなど	
嗜好品	付録1	砂糖・調味料	
	付録2	アルコール	
		菓子・ジュースなど	

C. 次の食品を使って、あなたの1日の献立を立ててください。

　ごはん
　りんご
　卵
　油
　砂糖
　豆腐
　さんま
　ほうれんそう
　………
　………

PART[5]
適切な評価は指導効果をあげるカギ

評価法
直接観察

看護技術や処置の方法の習得状況を、直接観察することで評価します。日常生活の場面を観察すると効果的。日時を指定して、目の前で実施してもらい確認することもできます。

ここがよい点！
- 指導を行ったナースが直接観察することで、患者さんの理解度・実践度、指導法が適当であったかを確認できます。
- 患者さんが忘れがちな点を確認し、指導法を工夫できます。

ここに注意
- 実際に行っている場面に遭遇することが、むずかしいのが欠点。
- チェック時間を指定すると、患者さんが意図的になってしまい、妥当な評価ができないこともあります。
- 表面的な手順は確認できても、患者さんの考え方・態度までは、チェックできません。

たとえば、こんな指導に活用
新生児の授乳法・おむつ交換
新生児の沐浴法
経管栄養チューブの管理
ＩＶＨ施行時の管理
留置カテーテルの扱い方

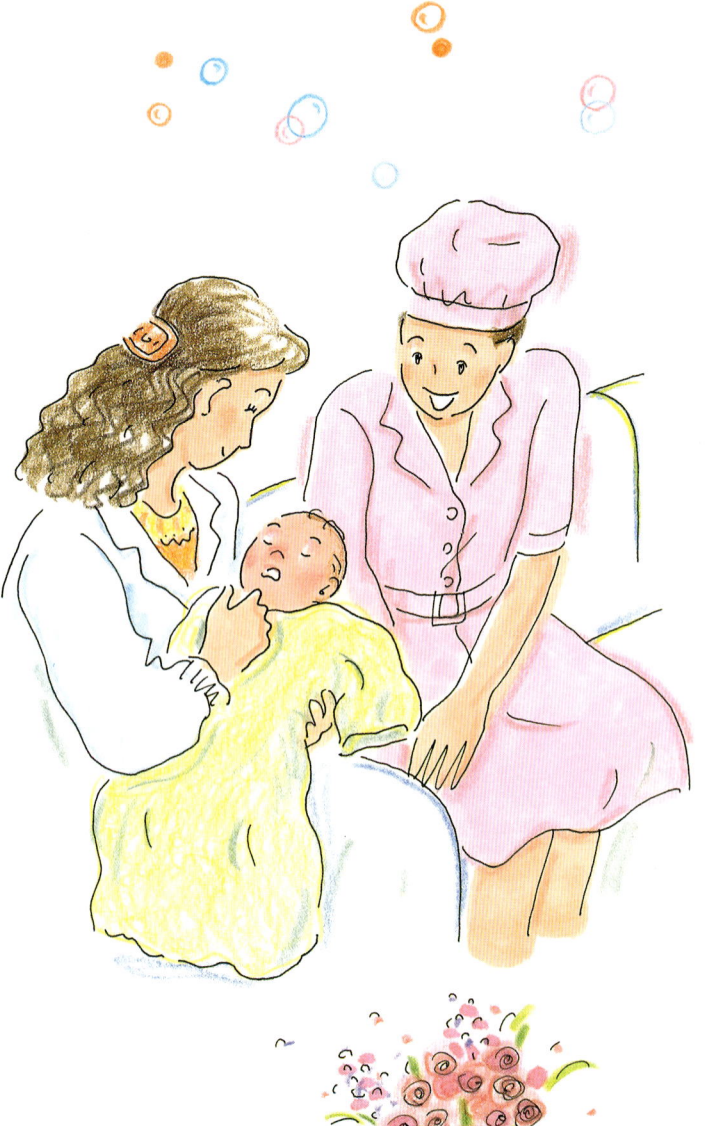

CHECKING & STUDYING

評価法

エピソードの記録

実技やテストなどでは評価できないものは、その場面のエピソードをできるだけ具体的に記録。それをもとに、複数のナースで評価します。

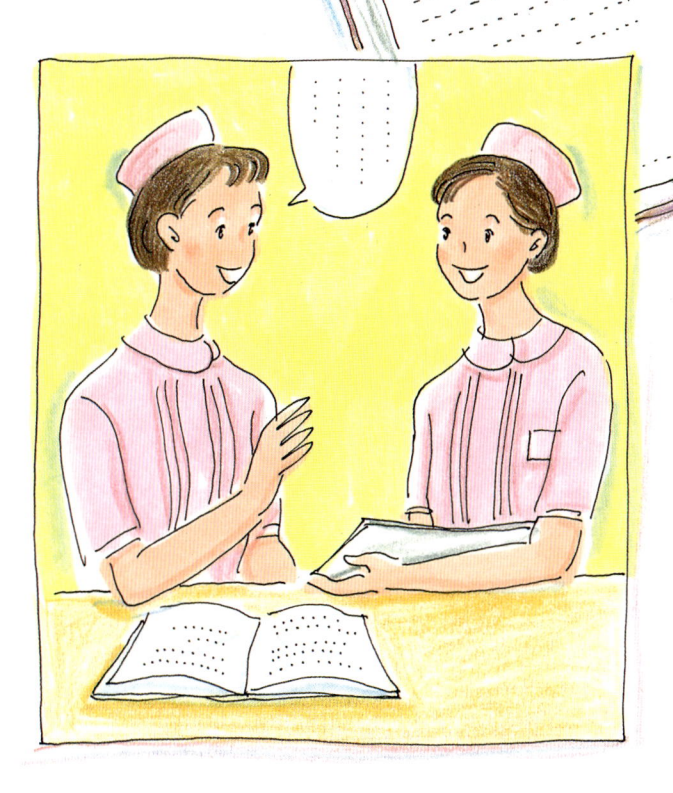

具体的にエピソードを記録する

ここがよい点！

● ナースがひとりでは判断できないような状態や、うまく対応できなかった場面でも、具体的に記録しておくと、複数のナースで客観的に評価できます。

ここに注意

● 記録に時間がかかります。
● 記録者の主観が入ります。
● 記録してから評価するので、対応に時間がかかります。

たとえば、こんな指導に活用

術前の不安の強い患者へのケア
不眠を訴える患者へのケア
痛みを訴える患者へのケア

評価法

模擬演習

たとえば、糖尿病患者に、
「退院後、断れない宴会に誘われました。どのようになさいますか？」
など、その人に合った状況を設定。それに対する患者さんの考えや行動を質問します。
自然な形で、患者さんの理解度が評価できます。

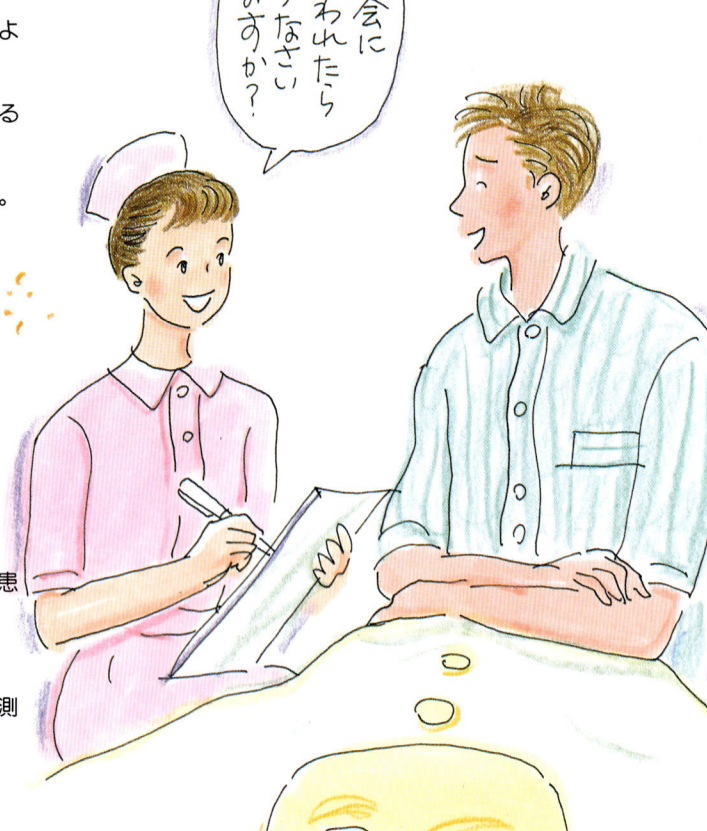

（吹き出し）宴会に誘われたらどうなさいますか？

ここがよい点！
- 実際の場面に遭遇したような気持ちになり、患者さんが積極的に参加できます。
- 威圧感がなく、自由な雰囲気で行えます。
- 試験外泊などを併用し、生活の記録や生理的測定などもあわせて評価すると、より現実的。

ここに注意
- 場面設定から実施・評価まで時間がかかります。
- 場面設定が不適当だと、評価できないことがあります。

たとえば、こんな指導に活用
持続点滴中の患者の試験外泊
糖尿病患者の外食
自己導尿患者の排尿方法

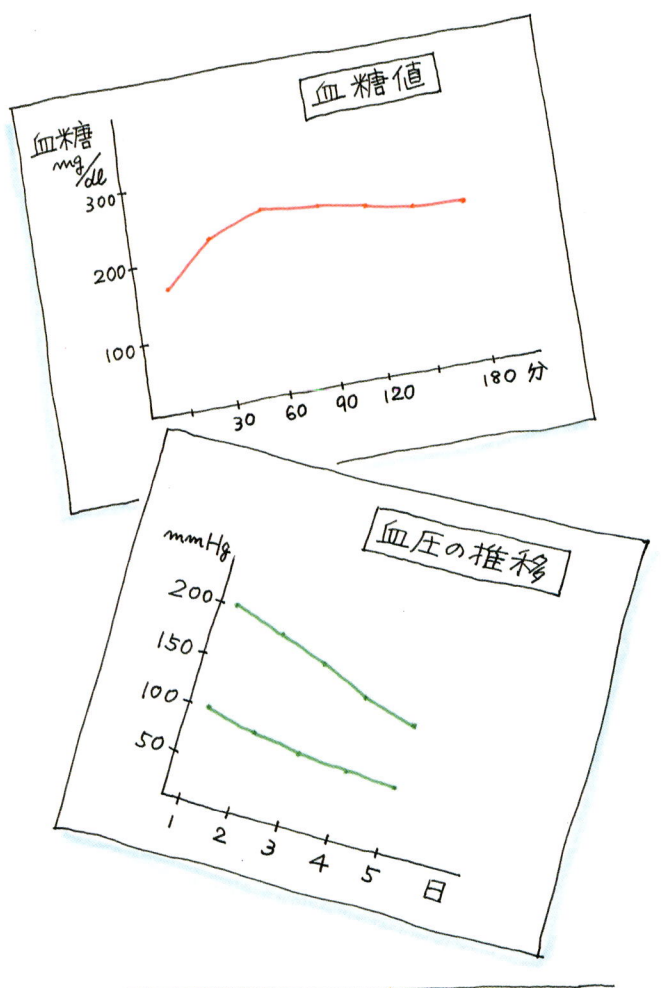

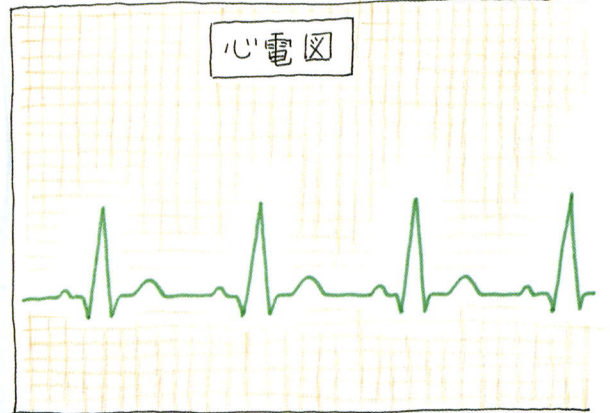

CHECKING & STUDYING

評価法

生理的測定

握力・肺活量・関節可動域・血糖値・血中コレステロールなど、生理的変化を測定し、自己管理状況を評価することもあります。

ここがよい点！

- 数値で評価するので、変化をすぐに把握できます。
- 数値の変化から、指導計画を患者さんに合わせて調整していくことができます。
- 患者さん自身が自覚して、目標を持ちやすくなります。

ここに注意

- 患者さん自身に知識と理解力がないと、数値が生かされません。
- 変化を見るためには、ある程度の期間と、途中での日常生活記録が必要です（変化の影響因子を知るため）。

たとえば、こんな指導に活用

半身麻痺患者（関節可動域）
肺部分切除患者（肺活量）
高脂血症患者（コレステロール値）
糖尿病患者（血糖値・尿糖値）

PART[5] 適切な評価は指導効果をあげるカギ

こんな評価に注意！

放任主義!?
● "患者さんにパンフレットを渡し、読んだかどうかたずねるだけ" といった方法は、評価とはいえません。患者さんはナースに遠慮し、
「わかりました」
などと、答えることがあります。

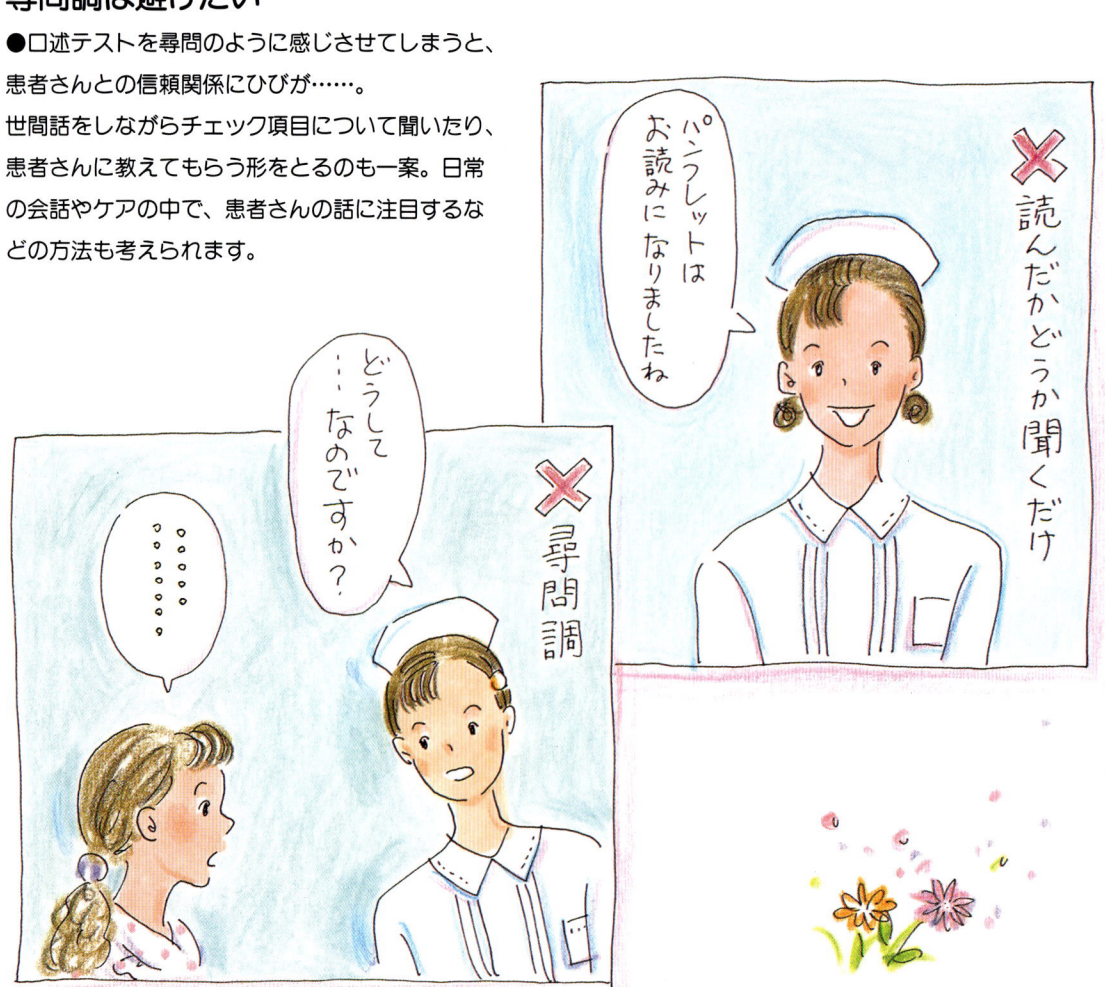

尋問調は避けたい
●口述テストを尋問のように感じさせてしまうと、患者さんとの信頼関係にひびが……。
世間話をしながらチェック項目について聞いたり、患者さんに教えてもらう形をとるのも一案。日常の会話やケアの中で、患者さんの話に注目するなどの方法も考えられます。

印象に頼ると不正確
●「あの人は、確か、これはできていたわ」
など、一般的な印象に頼る評価は不正確です。チェックリストや検査値・直接観察などを活用。できるだけ記録に残しながら、客観的に評価します。

❌ 読んだかどうか聞くだけ
「パンフレットはお読みになりましたね」

❌ 尋問調
「どうして…なのですか？」
「……」

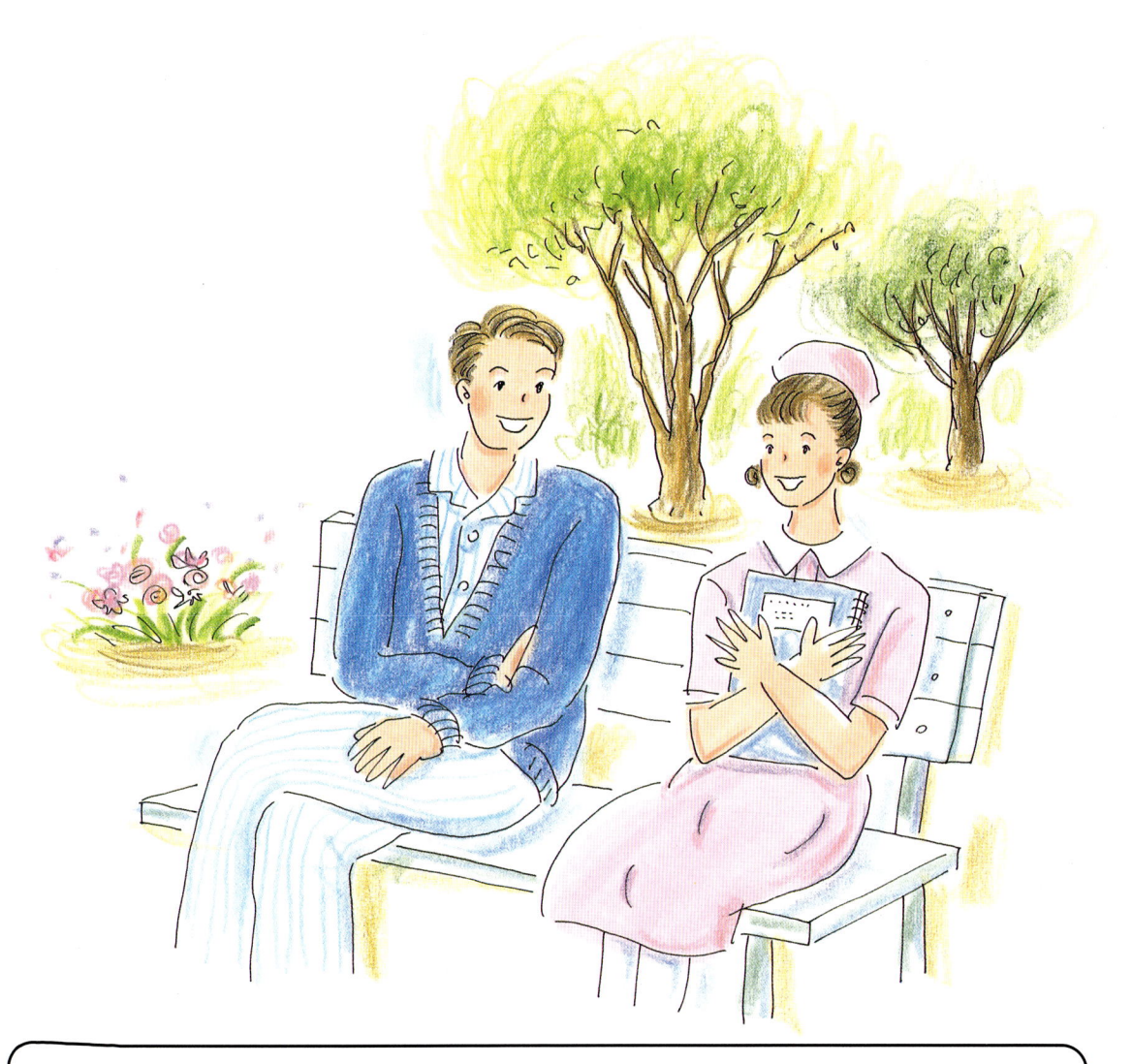

CHECKING & STUDYING

記録について

●指導に継続性を持たせるためには、記録することが、ぜひ必要。ナースの計画、患者さんが学習したことを記録します。
記録があると、指導が重複することもなく、スタッフが替わっても、指導を続けていくことができます。

●患者さんが目標をどのように達成したのか、内容をどのように理解したのかは、患者さんの主観と、ナースの判断したことをあわせて記録。見たことや、聞いたこと——患者さんが言ったこと、行動したことを中心に記録します。
●患者さん自身に記録をしていただくと、正確で有効な場合もあります。

〈監修〉　　　　　〈イラスト〉
中村美知子／三浦　規　大中美智子／めぐろみよ

〈編集〉　　　　　〈デザイン〉
小沢ひとみ　　　　荻野　寛

ケアのこころ シリーズ④
患者指導にあたって

1993年4月10日　初版第1刷発行
1995年4月15日　2版第1刷発行
2003年2月10日　3版第1刷発行
2004年8月10日　3版第2刷発行
2011年2月15日　3版第3刷発行

[発 行 人] 赤土正幸
[発　　行] 株式会社インターメディカ
　　　　　　〒102-0072
　　　　　　東京都千代田区飯田橋2-14-2
　　　　　　電話03(3234)9559
[印　　刷] 凸版印刷株式会社

定価：本体1,500円（税別）
ISBN978-4-89996-086-7